U0254596

SKIN

医生来了·专病科普教育丛书

过敏性皮肤病

科普知识100问

四川省医学科学院·四川省人民医院
（电子科技大学附属医院）

陈学军　张丽霞◎主审　周夕湲◎主编

四川科学技术出版社

·成都·

图书在版编目（CIP）数据

过敏性皮肤病科普知识100问 / 周夕湲主编. 成都：
四川科学技术出版社, 2024.6. -- （医生来了：专病科
普教育丛书）. -- ISBN 978-7-5727-1389-7

Ⅰ. R758.2-44

中国国家版本馆CIP数据核字第2024LB7850号

医生来了·专病科普教育丛书

过敏性皮肤病科普知识100问

YISHENG LAILE·ZHUANBING KEPU JIAOYU CONGSHU
GUOMINXING PIFUBING KEPU ZHISHI 100 WEN

周夕湲◎主编

出 品 人	程佳月
责任编辑	李 栎
校 对	尹澜欣 陈金润
责任印制	欧晓春
封面设计	成都编悦文化传播有限公司
出版发行	四川科学技术出版社

成都市锦江区三色路238号 邮政编码 610023

官方微信公众号：sckjcbs

传真：028-86361756

制 作	成都华桐美术设计有限公司
印 刷	成都市金雅迪彩色印刷有限公司
成品尺寸	140mm×203mm
印 张	9
字 数	180千
版 次	2024年6月第1版
印 次	2024年6月第1次印刷
定 价	49.00元

ISBN 978-7-5727-1389-7

邮 购：成都市锦江区三色路238号新华之星A座25层 邮政编码：610023

电 话：028-86361770

"医生来了·专病科普教育丛书"
编委会委员名单
（排名不分先后）

主任委员

王　莉

副主任委员

韩盛玺　孙红斌　乐卫东　徐如祥　吕传柱

委　员

李良平　　俞小炯　　梅　劼　　刘文英

吴峥峥　　何　刚　　刘玉萍　　周　波

尹立雪　　蒋　黎　　蒲　红　　孙明伟

曾　俊　　辜玉刚　　黄晓波　　石　毅

黄　翔　　温贤秀

秘书组

张　蒙　　卿　俊　　张　莉

《过敏性皮肤病科普知识100问》
编委会委员名单

（排名不分先后）

主 审

陈学军　张丽霞

主 编

周夕湲

副主编

杨 戈

编 委

曹 畅　巩毓刚　林新瑜　刘 阳（营养科）　刘杨英

卢 葳　宋 怡（营养科）　唐丽娜（护理部）　万慧颖

吴长艳（护理部）　王超群　王 倩　王晓霞　杨 戈

杨 雁　张 芬　张丽霞　钟陈萍（护理部）　赵 蓓

周夕湲

"医生来了·专病科普教育丛书" **总 序**

假如您是初次被诊断为某种疾病的患者或患者亲属，您有没有过这些疑问和焦虑：咋就患上了这种病？要不要住院？要不要做手术？该吃什么药？吃药、手术、检查会有哪些副作用？要不要忌口？能不能运动？怎样运动？会不会传染别人？可不可以结婚生子？日常工作、生活、出行需要注意些什么？

假如您是正在医院门诊等候复诊、正在看医生、正在住院的患者，您有没有过这样的期盼：医生，知道您很忙，还有很多患者等着您看病，但我还是很期待您的讲解再详细一点、通俗一点；医生，能不能把您讲的这些注意事项一条一条写下来？或者，医生，能不能给我们一本手册、一些音频和视频，我们自己慢慢看、仔细听……在疾病和医生面前，满脑子疑问的您欲问还休。

基于以上疑问、焦虑、期盼，由四川省医学科学院·四川省人民医院（电子科技大学附属医院）（以下简称省医院）专家团队执笔、四川科学技术出版社出版的"医生来了·专病科普教育丛书"（以下简称本丛书）来啦！本丛书为全彩图文版，围绕人体各个器官、部位，各类专科疾病的成因、诊治、疗效及如何配合治疗等患者关心、担心、揪心的问题，基于各专科疾病国内外临床诊治指南和省医院专家团队丰富的临床经验，为患者集中答疑解惑、破除谣言、揭开误区，协助患者培养良好的遵医行为，提高居家照护能力和战胜疾病的信心。

本丛书部分内容已被录制成音频和视频，读者可通过扫描图书封底的二维码，链接到省医院官方网站"专科科普""医生来了""健康加油站"等科普栏目以及各类疾病专科微信公众号上，拓展学习疾病预防与诊治、日常健康管理、中医养生、营养与美食等科普知识。

健康是全人类的共同愿望，是个人成长、家庭幸福、国家富强、民族振兴的重要基础。近年来，省医院积极贯彻落实"健康中国""健康四川"决策部署，通过日常开展面对患者及家属的健康宣教及义诊服务，策划推出"医生来了"电视科普节目，广泛开展互联网医院线上诊疗与健康咨询等服务，助力更广泛人群的健康管理。

我们深知，在医学科学尚无法治愈所有疾病的今天，提供精准的健康科普知识、精心的治疗决策方案，提升疾病治愈的概率和慢病患者的生活质量，是患者和国家的期盼和愿望，更是医院和医者的使命和初心。在此，我们真诚提醒每一位读者、每一位患者：您，就是自己健康的第一责任人，关注健康，首先从获取科学、精准的医学科普知识开始。

祝您健康！

"医生来了·专病科普教育丛书"编委会

2021年11月于成都

《过敏性皮肤病科普知识100问》序

　　过敏性皮肤病是皮肤科的常见病、多发病，可以导致患者出现难以接受的皮肤损害和瘙痒难耐，严重地影响患者的生活质量。导致此类疾病的原因也越来越复杂，多种多样。在当今中国，随着社会经济的快速发展，人民的物质生活水平得到了显著提升，过敏性皮肤病的发病率也随之逐步升高。

　　俗话说"瘙痒不是病，痒起来要人命"，严重的过敏症状使患者在焦虑中急于求医，各种规范的、不规范的、西医的、中医的、民间的偏方、验方、土方等多种治疗办法悉数采纳。至于疗效，有好转的，也有无效的，更有加重的。此外，部分患者因病急乱投医，导致上当受骗、病未得治却又钱财俱失的事例也时有发生。由于缺乏正确医疗指导，患者对医生开具的治疗药物也不能很好理解和接受，这导致激素的过度使用或"激素恐怖"现象屡见不鲜，大大影响了患者的依从性，疗效自然受到不利影响。患者在生活饮食等方面的管理也很难到位，对可能引起过敏的食物百无禁忌，抑或过度地忌食多种食物等。这些行为导致疾病难以控制或引发更多问题，均说明患者在这些方面需要专业人员的更多帮助、指导。

　　作为国家大型三甲医院的医务人员，我们从业的初衷就是"有时去治愈，常常去帮助，总是去安慰"。本书所有作者在多年的从业生涯中也是在努力践行这一理念，无奈医院能提供的有限的医疗服务量、医生有限的精力和患者无限的服务需求之间总是充满矛盾。我们深刻理解，前来医院就诊的患者常常带着满脑袋问号。尽管我们竭尽全力，但囿于有限的就诊时间，依然不能保证让每一位患者的所有疑问都得到解答。因此，一直以来，我们都希望能撰写这样一本小书，作为患者就诊前后了解相关知识信息的有益和更为充分的补充，更希望为广大人民群众提供一个了解过敏性皮肤病相关知识的渠道。我们希望通过这本书，能够提高大众维护皮肤健康的意识，增强预防过敏性皮肤病的能力，帮助大众树立良好的健康的生活习惯，避免大众在保健、诊疗过程中走弯路，甚至上当受骗。故此，写这本书的目的就是为人民群众的皮肤健康保驾护航。

本书内容既科学严谨又通俗易懂，用朋友们看得懂的、喜闻乐见的浅显的语言，为您答疑解惑，是广大人民群众尤其是过敏性皮肤病患者和亲友的好伙伴，弥补在有限的就诊时间内不能达到的充分医患沟通交流的不足。它正如您的一位可以信赖的好朋友，了解您的困惑，渴望为您解忧，尊重您的需求，为您提供帮助。本书逻辑严密，把您关注的相关疾病的防治知识，从病因探究、发病机制解析，到应该做什么检查、如何就诊治疗、预防方法以及注意事项等，和盘托出，让您对此类疾病有一个比较清晰的了解，从而帮助您选择正确的防治方法，避免在诊治过程中踩坑。我也希望患者对过敏性皮肤病能有更深的了解，在就诊过程中能与医务人员齐心协力，共克病魔。患者的信任与支持，永远是我们医生工作的最大动力。

如果此书能够为您带来些许帮助，将使作者们无比欣慰。

四川省人民医院皮肤病性病研究所　陈学军

2024年5月21日

目 录

第三章　药物性皮炎 / 063

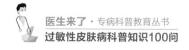

第四章 湿 疹 / 077

第五章　荨麻疹 / 105

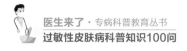
第六章　季节性面部皮炎 / 131

第七章　激素依赖性皮炎 / 149

第八章　日光性皮炎 / 169

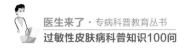
第十二章　饮食指导 / 241

第一章

初识
过敏性皮肤病

出现过敏症状
或怀疑患有过敏性皮肤病，
务必及时就医，
以免病情加重。

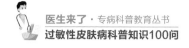

过敏性皮肤病的定义

过敏性皮肤病是一类由人体免疫系统对通常无害的物质产生异常反应所引起的疾病。这种异常反应也被称为过敏反应，具体表现为机体的免疫系统对外界物质（如花粉、尘螨、食物等）的过度反应。虽然这些物质在大多数人体内并不会引发任何不良反应，但在过敏体质的人身上，免疫系统会将这些物质视为"入侵者"，并启动一系列强烈的防御反应，引起各种不适。

通常，我们的皮肤、呼吸道和消化道等与外界相通的部位最易发生过敏反应。发生在皮肤的过敏反应就是过敏性皮肤病。皮肤作为我们身体的最外层保护屏障，它与外界环境有着直接的接触，因此很容易受到过敏原的"攻击"。当过敏原触碰到皮肤后，可能会触发我们的免疫系统的反应，进而引发过敏性皮肤病。

过敏性皮肤病的种类众多，包括但不限于接触性皮炎、荨麻疹、特应性皮炎、药物性皮炎（又称药疹）等。这些疾病虽然名称不同，但其背后的机制都与过敏反应密切相关。例如，接触性皮炎就是皮肤接触到某种物质如金属、化妆品、植物后产生的过敏反应；荨麻疹则是机体内部对过敏原产生的反应，通常发生在进食或吸入某种物质后；特应性皮炎则常见于儿童，但也可能在其他任何年龄段发生，患者的皮肤表面可能出现红、肿、痒、干燥、结痂甚至流水的症状；药物性皮炎则主要由机体对某些药物的过敏反应引发。

专家总结

　　过敏性皮肤病可能会给患者的日常生活带来一定的困扰，但请不要过分担忧。通过正确的诊断和有效的管理，大部分的过敏性皮肤病都能得到良好的控制。此外，了解和识别过敏性皮肤病的种类和特点，对于预防和处理这类疾病也大有裨益。

（王晓霞）

常见的过敏性皮肤病

　　在我们周围的环境中，有许多物质可能引发皮肤对其产生过敏反应，进而引发各种类型的过敏性皮肤病。这些疾病既包括常见的湿疹、特应性皮炎、荨麻疹、血管性水肿、接触性皮炎和药物性皮炎等，也包括一些相对少见但同样重要的病症。

　　湿疹是一种常见的过敏性皮肤病，其典型表现为红斑、丘疹、丘疱疹、水疱等。其中，手部湿疹和足部湿疹尤其常见，这是由于这两个部位更容易接触到可能引发过敏反应的物质。

　　特应性皮炎（原称异位性皮炎）通常在儿童时期就开始出现，是一种慢性炎症性皮肤病，其典型表现包括严重的皮肤瘙痒、皮肤干燥以及反复发作的皮肤炎症。

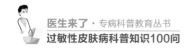

荨麻疹则是一种表现为暂时性皮肤肿胀和瘙痒的过敏性皮肤病，通常由食物、药物、感染或其他未知因素引起。

血管性水肿则表现为深层皮肤和黏膜的突然性肿胀，主要由遗传性或获得性因素引起。

接触性皮炎则是由于直接接触到某些物质（如金属、化学品、植物等）而引起的过敏反应，主要表现包括皮肤红肿、瘙痒、水疱和脱屑等。

药物性皮炎则是由药物引起的一种过敏反应，可以表现为从轻微的皮疹到严重的全身性疾病的广泛症状。

专家总结

过敏性皮肤病的类型多种多样，而且每种类型都有自己独特的表现形式和治疗方法。因此，如果您怀疑自己可能患有过敏性皮肤病，应尽快到医院进行诊断和治疗。

（王晓霞）

过敏性皮肤病的常见表现

过敏性皮肤病是一种常见的皮肤问题，其表现形式多样且复杂。下面我们将详细解释过敏性皮肤病的常见表现。

首先，红斑和丘疹是过敏性皮肤病的常见表现。红斑通常表现为皮肤上出现局部或广泛性红色改变，一般不高于皮肤平面，而丘疹则是皮肤表面突出的小型隆起，直径一般小于1 cm，有时这些丘疹可以单独出现，也可以群集在一起，当融合成大片时成为斑块。风团是第三种常见的过敏反应，表现为皮肤上出现大片红肿、瘙痒区域。也是我们老百姓常说的"风丹"，它实际上是局部真皮组织的水肿，通常是由皮肤接触到某种过敏原（如某种食物、药物或花粉等）所引起。

皮肤渗出和结痂是过敏性皮肤病进一步发展的结果。皮肤渗出是指由炎症反应导致的皮肤水分外渗，一般伴有局部皮肤的糜烂。渗出物可以是清亮、淡黄的组织液，当局部有细菌感染时，也可以出现渗脓，表现为黄白色、有异味的脓液。结痂则是伤口愈合的自然过程，提示皮肤的局部曾经有破损。

瘙痒几乎是所有过敏性皮肤病的共同特征。这种瘙痒感可能会影响患者的生活质量，因此需要尽早治疗。

虽然上述表现在其他过敏性皮肤病中都可能出现，但每种病症的具体表现却各有不同。因此，如果您怀疑自己可能患有过敏性皮肤病，应尽快就医以便进行诊断和治疗。

值得注意的是，一些严重的过敏性皮肤病，如血管性水肿，可能会导致喉头水肿，如果不及时治疗，可能会威胁生命安全。

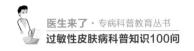

专家总结

对于任何疑似过敏性皮肤病的症状都不能掉以轻心，必须尽快就医。

（王晓霞）

过敏原的定义

过敏原是一种能引发人体免疫系统异常反应的物质。这些物质并不会对所有人产生影响，只有在对特定物质敏感的人体中，才能触发过敏反应。

常见的过敏原

过敏原种类繁多，主要分为吸入性过敏原、食入性过敏原和接触性过敏原。

吸入性过敏原包括花粉、螨虫、动物皮屑等。这些过敏原主要通过空气传播，人们呼吸时就可能吸入体内，引发过敏反应。

比如春季的花粉症，是由吸入大量花粉过敏原引起，除了出现皮肤红疹、瘙痒外，还可能伴有流泪、打喷嚏、鼻塞等症状。

食入性过敏原主要包括鸡蛋、牛奶、花生、大豆、海鲜等食物。摄入这些食物后，可能出现皮肤红疹、口唇肿胀等过敏症状，在严重的情况下，可能会引发恶心、呕吐、腹泻甚至过敏性休克等全身症状。

接触性过敏原则包括化妆品、染发剂、金属、甲醛等物质。这些过敏原通过直接与皮肤接触来引发过敏反应。例如，一些人在染发后可能会出现头皮瘙痒、红肿，这是因为对染发剂中的某些成分过敏。

 专家总结

过敏反应的严重程度因人而异，轻者可能仅表现为皮肤轻微瘙痒或红斑，重者可能会出现喉咙肿胀、呼吸困难等严重症状。我们生活中的许多物质都可能成为过敏原，关键在于我们要了解自己的过敏情况，并采取有效的预防措施。同时，一旦出现过敏症状，务必及时就医，以免病情加重。

（王晓霞）

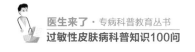

问题1：

如何找到过敏原？

识别过敏原的主要方法包括皮肤测试和血液测试。这两种测试都可以为我们提供宝贵的信息，以帮助确定可能导致过敏症状的具体物质。

（1）皮肤测试

皮肤测试是最常用的检查手段，它包括点刺试验、皮内试验和斑贴试验（简称斑试）。这些测试都在皮肤上进行，并且能够快速地产生结果。

①点刺试验：通过使用含有潜在过敏原的特殊设备轻轻刺入皮肤表层，然后等待约15分钟再观察反应。如果皮肤出现红斑或肿胀，说明可能存在过敏反应。此测试可用于检测吸入性和食入性过敏原。

②皮内试验：在皮肤下注射少量过敏原，并等待约15分钟以观察反应。若出现风团，表明可能存在过敏反应。此测试也可用于检测吸入性和食入性过敏原。

③斑贴试验：将含有可能的过敏原的小贴片粘在皮肤上，通常在24～48小时检查皮肤反应。如果皮肤发红或肿胀，表示可能对该过敏原过敏。此测试主要用于检测接触性过敏原。

（2）血液测试

血液测试的目的是在血清中查找特异性免疫球蛋白E（IgE）

抗体，这是身体对过敏原做出反应时产生的一种物质。此测试可用于检测吸入性和食入性过敏原。

 专家总结

　　虽然皮肤测试和血液测试这两种测试方式都能提供有关过敏原的重要信息，但它们并不完美。皮肤测试的结果较为准确，但过程可能令人不适，而且有引发严重过敏反应的风险。血液测试更为安全且方便，但其结果可能受检测方法的影响，因此可能不如皮肤测试准确。以上所有测试均应在医生指导下进行，并结合个人病史和症状来解读结果。请记住，即使测试结果显示您对某种物质敏感，也不一定意味着它就是引起您过敏症状的原因。正确地诊断需要综合考虑所有的信息。

（王晓霞）

问题2：

怎样判断自己是否是"过敏体质"？

　　医生在皮肤科门诊中，经常遇到患者认为自己是"过敏体质"，或者对于自己是否是"过敏体质"感到困惑。然而，目前并没有一种简单的方法来判断是否是"过敏体质"。因为

"过敏体质"并不仅仅是指对特定物质产生过敏反应。实际上，它涵盖了一系列由免疫系统对多种常见物质过度反应引发的症状和疾病。

"过敏体质"可能以皮肤问题的形式表现出来，比如湿疹、特应性皮炎、荨麻疹、血管性水肿或接触性皮炎等，然而，也可能影响呼吸道，导致过敏性鼻炎或哮喘等疾病。所有这些都是免疫系统对环境中存在的某些物质做出的异常反应。

如果您经常出现以上所述的一种或多种症状，那么您可能就是"过敏体质"。

专家总结

处理过敏体质需要长期且综合的方法，每个人的情况都是独特的。这可能包括避免已知的过敏原，使用药物缓解症状，甚至在医生的指导下进行免疫治疗。

（王晓霞）

问题3：

孩子皮肤出现红疹就是过敏吗？

皮肤红疹是孩子最常见的皮肤问题。然而，它可能由多种原因引发，包括过敏反应、感染性疾病以及一些罕见的免疫或血液系统疾病。家长在发现孩子出现皮肤红疹时，不必感到惊慌，但需要密切观察其是否存在其他伴随症状，并及时向医生求助。

如果孩子除了皮肤红疹外还有瘙痒，那么可能是过敏性疾病，如湿疹或

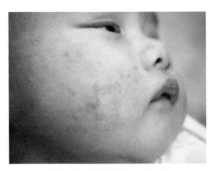

图1-1　新生儿面部过敏

荨麻疹等（图1-1）。这类疾病通常与孩子接触的环境中的某些物质有关，例如尘螨、花粉等。此时，家长需要特别关注孩子是否有呼吸困难、腹痛等症状，若有这些症状，说明过敏反应可能较为严重，应尽快就医。

如果孩子出现发热、流泪、咽喉疼痛和全身不适等症状，可能是感染性疾病，如麻疹、风疹等。这类疾病通常会伴有其他一些明显的系统性症状，比如乏力、食欲减退等。在这种情况下，应尽快将孩子带至医院，以便医生能够进行必要的检查并及时治疗。

还有一些更为罕见的疾病，如自身免疫性疾病、血液系统疾病等也可能引起皮肤红疹。对于这些可能性，皮肤科医生可能会建议进行更深入的检查，以进一步确定诊断，还可能需要其他科室的专家进行会诊。

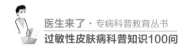

专家总结

当孩子出现皮肤红疹时，我们不能简单地将其归结为过敏，也不能轻易地忽视它。正确的做法是根据孩子的具体症状和体征，寻求医生的专业意见，并按照医生的指导进行治疗。

（王晓霞）

问题4：

IgE高了怎么降下来？

首先，我们需要找出导致IgE水平升高的根本原因，比如是过敏性疾病还是其他疾病。如果是由过敏原引起的，避免接触这些过敏原是非常重要的。

此外，现在有一些药物，如度普利尤单抗和奥马珠单抗等，它们通过针对白细胞介素-4（IL-4）、白细胞介素-13（IL-3）或者直接针对IgE，可以有效降低IgE水平。这些药物需要在医生的指导下使用。然而，只识别并避免接触过敏原或治疗疾病往往还不足以完全解决问题，因为人体的免疫系统是复杂且动态的。这就需要一个全面的方法，包括规律的生活作息、适当的运动、良好的饮食习惯，甚至可能包括心理健康的管理。

IgE的定义

IgE是我们身体的一种抗体，在保护我们免受寄生虫侵害、对付过敏原等方面发挥重要作用。然而，当血液中IgE的水平过高时，可能表明我们的身体正在与过敏性疾病、原发性免疫缺陷、寄生虫和病毒感染、炎症性疾病、恶性肿瘤等问题进行斗争。过敏性疾病是导致IgE水平升高的常见原因之一。在这类疾病中，有遗传背景的患者在接触过敏原后会有一种倾向，即暴露于过敏原后体内会产生大量特异性IgE。这些特异性IgE会与体内的肥大细胞和嗜酸性粒细胞结合，一旦患者再次接触到相同的过敏原，就会引发过敏反应。IgE水平偏高可能引发各类过敏性疾病，如哮喘、过敏性鼻炎、过敏性皮肤病等，而持续的过敏反应可能导致慢性炎症，甚至加重其他潜在的健康问题，例如慢性鼻窦炎或睡眠障碍。

专家总结

IgE的升高是身体应对某种内外因素的结果，处理这些因素并实施全面的健康管理计划是降低IgE水平的关键。当我们发现IgE水平偏高时，不必惊慌，但需要尽快寻求医生的帮助，以便得到准确的诊断和及时的治疗。

（王晓霞）

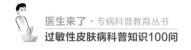

问题5：

孕妇皮肤过敏，会影响胎儿吗？

孕妇的皮肤在怀孕期间可能会变得更加敏感，因此可能更容易出现过敏反应。然而，孕妇皮肤过敏是否会对胎儿产生影响，这个问题的答案并非那么明确。其实，这主要取决于过敏症状的严重程度和孕妇处理过敏反应的方式。

首先，我们需要理解，大多数轻度的过敏反应，比如轻微的皮疹、瘙痒或红肿，通常不会对胎儿产生直接影响。母体的身体已经设定了一套精密的机制来保护胎儿，确保胎儿在母体内部的安全。然而，如果过敏反应十分严重，比如发生过敏性休克等可能导致出现胎儿供血受阻的情况，就可能对胎儿产生影响。

其次，孕妇在处理皮肤过敏反应时的选择也是关键。过敏症状可能会给孕妇带来极大的不适，但是在选择治疗方法时必须格外小心。某些药物可能会对胎儿造成潜在的危害，因此当孕妇出现皮肤过敏症状时，必须在医生的指导下进行治疗，以防止自行服药可能对胎儿产生的不利影响。

除此之外，孕妇在日常生活中也可以通过一些方式来减少皮肤过敏的可能性，例如避免接触已知的过敏原，保持良好的饮食和睡眠习惯，以及尽量避免不良情绪和过度的压力。

专家总结

　　孕妇皮肤过敏可能会对胎儿产生一定的影响，具体取决于过敏症状的严重程度以及孕妇处理过敏症状的方式。无论何时，只要孕妇感觉到身体不适，都应该立即寻求医生的帮助，确保自己和宝宝都能够保持健康。

（王晓霞）

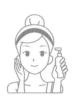

第二章

特应性皮炎

特应性皮炎是一种需要长期管理和治疗的疾病。尽管它可能在某些阶段表现得较为温和，但并不存在自我消失的可能，因此，及时的医学干预和日常的病情管理是十分必要的。

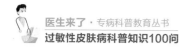
特应性皮炎的定义

特应性皮炎是一种常见的慢性炎症性皮肤疾病。它主要表现为皮肤红肿、瘙痒、干燥和破裂。该疾病通常在儿童时期开始，并且在一些人身上可能持续到成年。

特应性皮炎的病因

特应性皮炎的发生涉及多种因素的综合作用。遗传因素在特应性皮炎患者中起到了重要的作用，家族史对患病风险的增加有一定影响。研究表明，特应性皮炎患者往往具有特定基因的变异，这些基因与皮肤屏障功能、免疫系统调节等有关。此外，免疫系统异常和皮肤屏障功能障碍也被认为是该疾病发生的关键因素。环境因素，如过敏原、气候变化、空气污染等，可能诱发或加重症状。

特应性皮炎的临床表现

特应性皮炎的临床表现各不相同，但通常包括以下几个方面。

（1）瘙痒和干燥

特应性皮炎患者通常会出现严重的皮肤瘙痒和干燥。这是由于皮肤的屏障功能受损，导致水分流失和外界刺激物的进入。瘙痒会引起患者不断搔抓，进一步损伤皮肤，形成炎症和红斑。

（2）红斑和丘疹

特应性皮炎的典型表现是红斑和丘疹。这时皮肤通常呈现为红色、肿胀和糜烂的病变，可出现在身体的不同部位，如脸部、颈部、手臂、腿部等。丘疹可能伴有渗液和结痂，使皮肤表面显得粗糙和不平整（见图2-1、图2-2）。

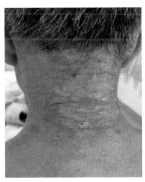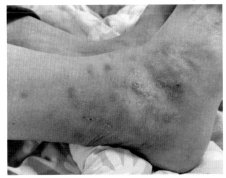

图2-1 老年特应性皮炎的典型皮疹1（吴长艳供图）　　图2-2 老年特应性皮炎的典型皮疹2（吴长艳供图）

（3）结痂和溃疡

长期的搔抓和炎症可能导致特应性皮炎患者出现结痂和溃疡。结痂是皮肤破损后产生的血液和渗液凝结形成的薄膜。溃疡是指破损的皮肤形成的开放性伤口，容易感染和出血。

（4）皮肤增厚和角化

特应性皮炎患者的皮肤可能出现增厚和角化。这是由于炎症和慢性刺激导致皮肤细胞的异常增殖和角质化增加。皮肤的增厚和角化可导致皮肤粗糙、干燥和鳞屑样外观。

（5）皮肤感染

特应性皮炎患者由于皮肤屏障受损，容易发生细菌、病毒和真菌感染。常见的感染包括金黄色葡萄球菌和真菌感染。感染可导致皮肤症状的恶化，需要适当的抗细菌、抗病毒或抗真菌治疗。

特应性皮炎的诊断与治疗

（1）诊断

特应性皮炎的诊断通常基于患者的症状、体征和医生的专业判断。医生可能会询问病史、进行皮肤病变的观察，并在必要时进行过敏原测试。

（2）治疗

治疗方法包括使用保湿剂、局部药物治疗和避免接触过敏原。定期使用保湿剂有助于保持皮肤湿润，减少瘙痒感。局部药物治疗常包括外用类固醇药膏和非类固醇抗炎药物。对于症状严重的患者，医生可能会考虑给予口服抗过敏药物或免疫抑制剂。此外，避免接触过敏原也是管理特应性皮炎的重要一环。

专家总结

特应性皮炎的临床表现因个体差异而异，有些患者症状轻微，有些则非常严重。如果您怀疑自己患有特应性皮炎，请咨询专业医生进行诊断和治疗。

（周夕湲）

问题6：

特应性皮炎是湿疹吗？

特应性皮炎不是湿疹。

（1）病因不同

特应性皮炎的发生与遗传因素和免疫系统异常密切相关，常伴随着其他过敏性疾病，如过敏性鼻炎和哮喘。湿疹的病因则更多与环境刺激、皮肤屏障功能障碍和免疫系统异常有关。

（2）年龄分布不同

特应性皮炎在儿童时期更为常见，许多儿童在幼儿期或学龄前出现症状。湿疹则没有明显的年龄限制，可以发生在儿童、青少年和成年人身上。

（3）症状表现不同

特应性皮炎通常表现为皮肤干燥、瘙痒、红斑和湿疹样皮疹。瘙痒是特应性皮炎最常见和困扰患者的症状。湿疹则表现为皮肤上出现红斑、水疱、结痂和湿疹样皮疹。湿疹的症状可以随着患者年龄的增长而改变。

（4）病程和预后不同

特应性皮炎往往在儿童时期开始，可能会在青少年或成年时有所缓解或消失。然而，有些患者可能会继续经历复发和持续的症状。湿疹则没有特定的病程，症状的严重程度和持续时间因个体而异。

（5）治疗方法略有不同

特应性皮炎和湿疹的治疗方法有些相似，包括使用保湿剂、使用温和的洗护产品、避免接触刺激性物质等。然而，对于特应性皮炎患者，可能需要额外的过敏原筛查和过敏原规避。对于湿疹患者，可能需要根据病情使用局部或全身抗炎药物。

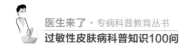 **专家总结**

通过了解特应性皮炎和湿疹的不同之处，您可以更好地理解这两种疾病，并与医生合作制订适合您的治疗方案。

（周夕溪）

问题7：

特应性皮炎会遗传吗？

特应性皮炎具有遗传倾向。我们在这里探讨特应性皮炎与遗传因素之间的关系，并带您了解相关的研究结论。

（1）家族聚集现象

许多研究发现，特应性皮炎有明显的家庭聚集现象。如果一个家庭中有一个患者，其他家庭成员也更容易患上特应性皮炎。这表明遗传因素在特应性皮炎的发病中起着重要的作用。

（2）基因的角色

多个基因与特应性皮炎的发病有关。其中，一些基因调控着免疫系统的功能，特别是与过敏反应和皮肤屏障有关的基因。研究表明，这些基因的变异可能增加患特应性皮炎的风险。

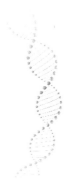

（3）环境与遗传的相互作用

尽管遗传因素对特应性皮炎的发病起着重要作用，但环境因素同样重要。环境刺激，如过敏原、空气污染、气候变化等，可能触发或加重特应性皮炎的症状。遗传因素和环境因素之间的相互作用促进特应性皮炎的发生发展。

（4）遗传咨询和预防

对于有家族史的人群，遗传咨询可以帮助他们更好地了解遗传风险和可能的预防措施。尽管特应性皮炎无法完全预防，但一些预防策略，如保持皮肤湿润、避免接触过敏原等，可以减少发病的风险。

（5）遗传的复杂性

特应性皮炎的遗传性是一个复杂的问题。虽然有一些明确的基因与特应性皮炎相关，但研究表明，多个基因的相互作用以及基因与环境之间的相互作用对于特应性皮炎的发病起着重要作用。因此，特应性皮炎的遗传模式并不是简单的单基因遗传，而是多基因遗传和环境因素的复杂组合。

（6）遗传咨询的重要性

针对有特应性皮炎家族史的人群，遗传咨询可以提供重要的信息和建议。遗传咨询师可以对个体的遗传风险进行评估，并根据评估结果提供相关的建议和预防措施。这有助于个体更好地了解自己的遗传背景，并采取适当的措施来管理和减轻特应性皮炎的症状。

（7）新的研究方向

遗传研究在特应性皮炎领域仍在不断发展。科学家们正在进行更深入的基因组研究，以寻找与特应性皮炎相关的新基因和变异。这些研究有助于进一步理解特应性皮炎的遗传机制，并为未来的诊断和治疗提供新的思路和目标。

通过更深入地了解特应性皮炎的遗传性，我们可以更好地认识到遗传因素在该疾病的发病中的作用。这将有助于提高个体对特应性皮炎的风险认识，并采取适当的措施来管理和预防特应性皮炎。

专家总结

特应性皮炎具有遗传倾向。家族中有患者的人群更容易患上这种疾病，且多个基因变异与特应性皮炎的发病有关。然而，遗传因素并不是特应性皮炎的唯一决定因素，环境因素同样重要。

（周夕湲）

问题8：

孕妇得了特应性皮炎，对自己和胎儿有影响吗？

有影响。

（1）特应性皮炎对孕妇的影响

孕妇患有特应性皮炎时，可能经历更加不舒适的妊娠期。皮肤瘙痒、发炎和不适都可能影响孕妇的生活质量。此外，特应性皮炎的症状还可能导致睡眠质量下降和心理压力增加，进而影响到孕妇的情绪和心理健康。

（2）特应性皮炎与胎儿的关系

研究表明，孕妇患有特应性皮炎并不会直接对胎儿产生负面影响。特应性皮炎本身不会导致先天畸形或其他严重的胎儿健康问题。然而，孕妇的疾病管理和治疗对胎儿的健康仍然很重要。

（3）药物治疗的注意事项

孕妇应在专业医生的指导下进行特应性皮炎的治疗。某些药物可能对胎儿有潜在的风险，因此应该选择安全的治疗方式。常见的治疗方式包括外用药物、湿敷和保湿等措施。避免使用激素类药物或其他潜在有害的药物，特别是在怀孕初期。

（4）管理情绪，维护心理健康

孕妇应积极管理情绪，维护心理健康，以减轻特应性皮炎带来的压力。这包括寻求支持、保持积极的心态、学习放松技巧和采取适当的心理应对策略。保持良好的心理健康对于孕妇和胎儿的整体健康非常重要。

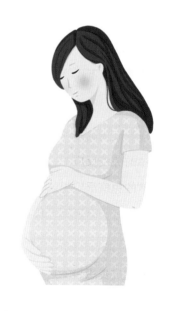

专家总结

特应性皮炎在孕妇身上可能带来不适和不良影响，但并不直接对胎儿产生负面影响。孕妇应注意选择安全的治疗方式，并积极管理情绪，维护心理健康。如果您是特应性皮炎患者且已怀孕，建议咨询专业医生以获取最合适的治疗建议。

（周夕溪）

问题9：

特应性皮炎为什么会引起瘙痒？

特应性皮炎是一种常见的慢性炎症性皮肤疾病，瘙痒是其最典型和突出的症状。瘙痒可能给患者带来巨大的不适和困扰，影响其生活质量。下面我们将探讨特应性皮炎为什么会引起瘙痒。

（1）免疫系统异常

特应性皮炎的瘙痒与免疫系统异常密切相关。在特应性皮炎患者身体的免疫反应中，发生了过度的炎症和免疫细胞的活化。这些异常的免疫反应导致机体释放一系列炎症介质和细胞因子，如组胺、白细胞介素等，从而刺激神经末梢并引发瘙痒感觉。

（2）皮肤屏障功能受损

特应性皮炎患者的皮肤屏障功能通常受损，导致水分流失和外界刺激物的进入。这种屏障功能的损害使皮肤更容易受到刺激增加敏感性，进而引发瘙痒。此外，皮肤的干燥和缺水也会增加瘙痒的程度。

（3）神经系统异常

特应性皮炎的瘙痒还与神经系统异常有关。研究表明，特应性皮炎患者的神经末梢对刺激的敏感性增加，神经传导的异常增加了瘙痒的产生和传递。神经递质如神经肽等也参与了瘙痒的调控。

（4）心理因素

特应性皮炎患者的瘙痒感受还可能受到心理因素的影响。焦虑、压力和情绪的波动都可以加剧瘙痒感受。这是因为情绪和心理状态与神经递质的释放和调控有关，会进一步影响瘙痒的感知和传导。

专家总结

特应性皮炎的瘙痒是多种因素共同作用的结果，包括免疫系统异常、皮肤屏障功能受损、神经系统异常和心理因素等。了解这些瘙痒的机制有助于我们更好地理解特应性皮炎的病理过程，并为瘙痒的缓解提供更有效的治疗方案。

（周夕溪）

问题10：

为什么特应性皮炎患者夜间痒得更厉害？

许多特应性皮炎患者都会发现，他们在夜间会经历更严重的瘙痒。夜间瘙痒可导致睡眠障碍，影响患者的睡眠质量和生活质量。下面我们将介绍一些可能导致特应性皮炎患者夜间瘙痒的原因。

（1）体温调节

夜间，人体的体温会略微下降。对于特应性皮炎患者来说，这种温度下降可能导致皮肤的水分减少，使皮肤更加干燥。干燥的皮肤更容易发生瘙痒。

（2）睡眠姿势

特应性皮炎患者在夜间可能会改变睡眠姿势，例如翻身或蜷缩。这些动作可能摩擦或刺激皮肤，激发瘙痒。此外，特定的睡眠姿势也可能会增加皮肤表面的压力，进一步加重瘙痒。

（3）精神压力和情绪状态

夜间，人们通常处于较为放松的状态，但对于特应性皮炎患者来说，精神压力和情绪状态不佳可能在夜间加重。焦虑、紧张和沮丧等情绪可能导致神经系统的异常活动，进一步加剧瘙痒。

（4）皮肤屏障功能变化

研究表明，夜间特应性皮炎患者的皮肤屏障功能可能发生变

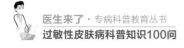

化。在夜间，患者皮肤屏障的功能减弱，水分流失增加，皮肤更易受到刺激和敏感。这种变化可能导致夜间瘙痒的加重。

（5）"生物钟"受干扰

人体的"生物钟"调节了一系列生理和行为过程，包括皮肤炎症和免疫反应。特应性皮炎患者的"生物钟"可能受干扰而紊乱，导致瘙痒在特定的时间段内加重，尤其是在夜间。

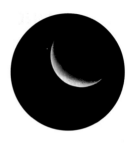

专家总结

虽然夜间瘙痒是特应性皮炎患者常见的问题，但有一些措施可以帮助缓解夜间瘙痒。保持室内湿度、使用保湿剂、选择舒适的睡衣和床上用品，以及采取放松的睡前习惯，都可能有助于改善夜间瘙痒的情况。

（周夕溪）

问题11：

特应性皮炎患者如何轻松度过夏天？

夏天的紫外线可不温柔哟，夏天温度增高，紫外线强度增加，人体汗液分泌增多，特应性皮炎患者对热的耐受力较差，往往有剧烈瘙痒，瘙痒后搔抓导致特应性皮炎更加严重。

别怕，我们教您如何轻松度过炎炎夏日！

（1）在瘙痒难忍时要管理好自己的双手

瘙痒是特应性皮炎最主要的症状，严重影响患者生活质量，由瘙痒引起的剧烈搔抓，导致皮肤屏障进一步破坏，加重瘙痒，由此形成瘙痒—搔抓—瘙痒加重的恶性循环。在这个时候，切记，不能搔抓、摩擦。建议患者剪短指甲，手指并拢后以轻轻拍打的方式缓解瘙痒，同时，听听喜欢的音乐调整好心态，保持轻松、愉悦的心情。

（2）采取正确的洗浴方法

建议特应性皮炎患者的洗浴温度在32～37 ℃，洗浴时间在5～10分钟。推荐使用低敏、无刺激的洁肤用品，其pH值最好接近正常表皮pH值（约为6）。洗浴频率以每日或隔日1次为宜，洗浴时避免搓擦皮肤。

（3）合理使用保湿剂

建议选用适合自己的保湿剂，皮肤干燥部位可多次使用，保

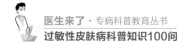

湿剂可以阻止水分丢失，能修复受损的皮肤屏障，减弱外源性不良因素的刺激，从而减少疾病的发作次数，减轻严重程度。洗浴后及时使用保湿剂。儿童每周至少全身使用100 g保湿剂，成人至少250 g。在浴后3～5分钟使用效果最佳。

（4）改善居住环境

保持室内良好的通风，应避免过度干燥和高温等刺激，透气和凉爽的居住环境可以缓解瘙痒。洗漱用品、窗帘、沙发垫应定期清洗，减少接触尘螨、动物皮屑（尽量不养动物）、花粉等易致敏物，必要时可以在房间内使用加湿器。

（5）选择合适的衣物

穿柔软的以全棉、丝质材质为主的衣物，避免穿着过厚、过紧的衣物。

（6）做好饮食管理

建议清淡饮食，减少刺激性食物的摄入，不饮酒，也不盲目地回避饮食。夏季炎热，养成多喝水的好习惯。

夏季尽量避免长时间外出活动，减少出汗，因为汗液会刺激皮肤，加重皮肤损害（简称皮损）。若要外出，一定做

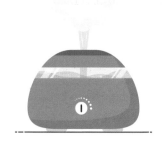

好防晒措施，使用遮阳伞、防晒衣等。

（吴长艳）

问题12:

哪些因素会加重特应性皮炎?

特应性皮炎是一种慢性炎症性皮肤疾病，病情的加重受多种因素的影响。下面列举一些可能导致特应性皮炎加重的因素。

（1）过敏原

特应性皮炎患者对某些过敏原可能更敏感。常见的过敏原包括动物皮屑、尘螨、花粉、霉菌、食物、化学物质等。接触到过敏原后，患者的免疫系统异常可能使皮肤产生过度的炎症反应，导致病情加重。

（2）干燥环境

干燥的环境可能使皮肤失去水分，导致皮肤干燥和瘙痒加重。气候干燥、低湿度的居住环境、冬季天气等都可能对特应性皮炎患者的皮肤造成负面影响。

（3）气候变化

气候变化可能对特应性皮炎患者产生刺激作用。高温、高湿度、寒冷、干燥、风等气候因素可能导致皮肤的敏感性增加，引发或加重病情。

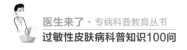
（4）强化剂和刺激物

某些化学物质、洗涤剂、香水等强化剂和刺激物可能导致特应性皮炎患者的皮肤出现不良反应。这些物质可能导致皮肤干燥、刺激和发生炎症，加重病情。

（5）情绪和压力

情绪和压力变化对特应性皮炎患者的病情可能产生影响。焦虑、紧张、压力和情绪波动都可能引起神经系统的异常活动，导致皮肤瘙痒的加剧。

（6）免疫功能和遗传因素

免疫系统的异常活动和家族遗传因素可能增加特应性皮炎患者对过敏原的敏感性，并加剧炎症反应，使其病情加重。

专家总结

针对这些加重因素，特应性皮炎患者应采取以下措施来缓解病情：避免过敏原的接触、保持皮肤湿润、注意气候变化的影响、选择温和的个人护理产品、应对情绪和压力变化、保持充足的睡眠和健康的生活方式。

（周夕湲）

问题13:

特应性皮炎在复发前有哪些征兆?

特应性皮炎是一种慢性疾病,患者经常经历病情的复发。虽然每个人的情况可能有所不同,但在特应性皮炎复发前有如下常见征兆。

(1)皮肤干燥和瘙痒加重

在特应性皮炎复发前,患者通常会感觉到皮肤的干燥程度增加,并且瘙痒可能变得更加剧烈。这可能是皮肤屏障功能受损的迹象,预示着病情即将复发。

(2)红斑和皮疹的出现

在特应性皮炎复发前,皮肤上可能出现红斑和皮疹。这些皮肤病变通常伴随着瘙痒和炎症,是特应性皮炎复发的典型征兆。

(3)皮肤敏感性增加

在特应性皮炎复发前,患者的皮肤可能变得更加敏感。常见的触碰、摩擦或接触过敏原等刺激可能引发皮肤的过敏反应,进一步加重病情。

(4)情绪变化

在特应性皮炎复发前,患者可能出现情绪波动和焦虑感。瘙痒和皮肤不适可能对情绪状态产生负面影响,进而影响免疫系统的调节功能,导致病情复发。

（5）睡眠障碍

在特应性皮炎复发前，患者可能经历夜间瘙痒的加重。夜间瘙痒加重可能导致睡眠障碍，影响患者的休息和恢复，进而加重病情。

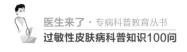

专家总结

当出现上述征兆时，特应性皮炎患者应及时采取措施，如保持皮肤湿润、避免接触过敏原、调节情绪和压力、遵循医生的建议进行治疗等。

（周夕滢）

问题14：

为什么医生要询问家族成员的过敏史？

很多患有特应性皮炎的朋友会在就诊时发现，医生除了询问自己发病时间、部位、自觉症状等相关问题，往往也会询问亲属有无过敏性鼻炎、哮喘、湿疹、荨麻疹等过敏性疾病的病史。可能大家会感到疑惑：明明是自己得了病，为什么还要询问家族成员的过敏性疾病情况呢？

这是因为特应性皮炎是一种遗传相关性疾病，家族史是其发病的重要因素之一。如果一个人的家族中有过敏性鼻炎、哮喘等相关过敏性疾病的患者，那么他/她自己患上这些疾病的风险会更高。

有研究表明，儿童患特应性皮炎的概率受父母患过敏性疾病情况的影响，当父母一方或者双方患过敏性疾病时，子女特应性皮炎发病风险明显增加。父母中有一方发病，子女出生后3个月内的发病率可达25%；如果父母均有过敏性疾病史，子女发病率可高达79%；双生子研究显示同卵双胞胎的患病风险是一般人群的7倍，而异卵双胞胎是正常人的3倍，提示了遗传因素在特应性皮炎发病中的作用。可以说父母等家族成员有过敏性疾病史是本病最大的风险因素。

在2016年，张建中教授团队提出的适合我国特应性皮炎诊断的"中国标准"中就已经纳入家族特应性疾病史。因此，对于想要了解自己是否易患特应性皮炎的人来说，询问家族史是非常重要的。同时，有家族史的人应该特别注意自身的生活习惯、居住环境、饮食等方面的诱因，以尽可能降低自己患病或疾病复发的风险。需要强调的是，遗传因素不是特应性皮炎发病的唯一因素，还有其他多种因素均可导致特应性皮炎发病。因此，父母没患病的，子女也有可能罹患此病。

（卢葳）

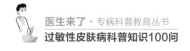

问题15:

为什么特应性皮炎容易合并过敏性鼻炎、哮喘等疾病?

　　特应性疾病的临床表现会由出生后的皮肤和消化道症状为主逐渐转换为过敏性鼻炎和哮喘的症状。这样的表现被有些专家称为"过敏进行曲"。其实这也是表明在不同阶段接触到的不同过敏原会导致不同的临床症状。

　　儿童特应性疾病的特点是年龄分界比较清楚。伴随着儿童年龄的增长,特应性疾病的发病率也会发生阶段性的变化(图2-3)。过敏进程通常都是从特应性皮炎开始的。婴儿刚一出生就可能因为过敏引发特应性皮炎,2岁之前都是特应性皮炎高发的时间。这段时间过敏的症状比较集中,引发过敏的原因也比较

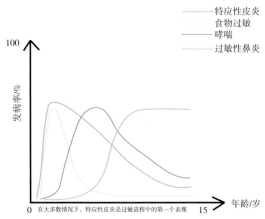

图2-3　儿童特应性疾病发病率随年龄增长发生阶段性变化

集中，大部分是食物引起的。因为婴儿这时候和外界接触不多，基本是通过母乳或奶粉喂养，所以食物过敏占到相当大的比重。和特应性皮炎几乎同一时期发作的还有婴幼儿腹泻，诱发的原因也可能与食物过敏或不耐受相关，但是胃肠道过敏发病率并没有特应性皮炎发病率那么高，胃肠道过敏发病率在儿童1岁的时候到达高峰，随后渐渐下降，并且一直伴随着儿童的成长。2岁以后，儿童逐渐开始接触社会，与外界接触的机会也越来越多。随着消化系统和自身免疫系统的完善，食物引发的皮肤和消化道过敏症状开始慢慢减少，吸入物过敏的情况则越来越多。这个时候儿童开始出现各种由呼吸道黏膜接触过敏原引发的呼吸系统的问题，尤其是进入幼儿园以后。常见的情况有反复呼吸道感染或过敏性鼻炎甚至哮喘。随着年龄增长，"过敏进行曲"可发展为过敏性鼻炎/结膜炎（有时也称花粉症）和哮喘。目前，医学家们认为尽早地预防和控制皮肤的过敏性疾病，有助于阻断"过敏进行曲"的发展。

（卢葳）

问题16：

为什么要检测过敏原？

特应性皮炎的反复发作在一定程度上受环境影响，几乎每个特应性皮炎患者医生都会对其进行过敏原筛查（图2-4）。目前大家熟知的过敏原筛查主要有血清总IgE和过敏原特异性IgE水平。有50%~80%的特应性皮炎患者的血清总IgE和过敏原特异性IgE水平出现增高。

IgE是一种免疫球蛋白，是Ⅰ型变态反应中的重要介导物质。不同地区、不同年龄段的特应性皮炎患者的过敏原特异性IgE种类存在差异。一般来说，可以通过检测过敏原特异性IgE水平，推测患者接触过敏原时的反应。但是仅靠过敏原特异性IgE水平推测也并不准确，因为人体内除了IgE这种致过敏因子，还有免疫球蛋白G（IgG）、调节性T淋巴细胞等拮抗过敏的分子和细胞，当致敏效应强于拮抗效应，就会出现过敏症状，而如果两者势均力敌，则不会出现症状。

能够检验是否属于真正过敏的方式就是根据过敏原特异性IgE水平结果判定，接触过敏原，如出现反应则是过敏（该种过敏检测方式涉及食物时具有风险，需要在医院由医生指导进行）。通过分析检测过敏原，能更准确地识别和回避过敏物质，利于精细化及分层管理，制订适合的个体化治疗方案，改善特应性皮炎患者的生活质量，减轻疾病负担。

另外还需要注意的是，可致敏的过敏原有200多种，但是一般来说不需要全部检测，

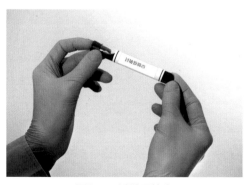

图2-4　过敏原筛查

进行30~50种过敏原的检测就可以覆盖由此诱发的超过80%的过敏性疾病。

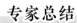 **专家总结**

特应性皮炎患者需要避免接触真正的过敏原。如果确定对某种物质过敏，可进行过敏原特异性免疫治疗，也就是脱敏治疗。相关研究显示，脱敏治疗对儿童特应性皮炎效果良好。遗憾的是，目前能够开展脱敏治疗的过敏原种类十分有限。

（卢葳）

问题17：

患者如何自我评估特应性皮炎的严重程度？

目前用于评估特应性皮炎严重程度的方法超过60种。常用的量表评估常分为两类，一类是医生对患者进行评估。包括特应性皮炎评分（SCORAD）、湿疹面积和严重程度指数（EASI）、研究者整体评分法（IGA）等。另一类属于患者报告的临床结局，由患者对自己疾病的严重程度以及治疗感受进行报告，在一定程度上反映了患者对治疗效果的满意程度，也是衡量疗效的重要依据。这里主要介绍后者。

目前常用的特应性皮炎严重程度患者自我评价标准包括以

下几种。

（1）患者湿疹自我检查评分量表（POEM）

患者本人对过去1周内7种症状（皮肤瘙痒、睡眠障碍、皮肤流血、皮肤渗出、皮肤开裂、皮肤脱屑和皮肤干燥且粗糙）发生的频次和严重程度进行评估，每个条目分5个等级，对应0、1、2、3和4分。评分范围为0～28分，评分越高，病情越严重。

（2）特应性皮炎控制工具（ADCT）

由患者报告，评估过去1周内特应性皮炎的6种症状，包括总体症状严重程度评分、剧烈瘙痒发作天数、烦躁程度、睡眠障碍、对日常生活及对情绪的影响程度。每个项目为0～4分（4分最严重），总分0～24分，<7分认为病情控制较好，≥7分认为疾病活动。

（3）峰值瘙痒数字评定量表（NRS）

由患者报告，用于评估过去24小时的瘙痒状况，0分代表无瘙痒，10分代表可以想象到的最严重的瘙痒，患者给过去24小时经历的最严重瘙痒打分。

（4）皮肤病生活质量指数（DLQI）

由患者报告，问卷包含10个问题，询问患者在过去1周内皮肤疾病对日常生活的影响程度，包括：瘙痒、溃疡、疼痛、刺痛的程度，尴尬感，对购物、家务工作的影响，穿着的选择，社交、休闲生活，运动，工作或学习，与他人的关系，性生活，

寻求治疗对生活造成的负担。每个选项0～3分，不相关也记为0
分。得分范围0～30分，得分越高说明生活质量受到的影响越大。

（卢葳）

問題18：

老年人会得特应性皮炎吗？

特应性皮炎好发于婴幼儿，也可见于青少年时期，但随着
生活方式的改变、工作压力的增加，以及社会人口老龄化，成人
特应性皮炎逐年增多。而在这之中，老年特应性皮炎常常会被忽
视。其实在《中国特应性皮炎诊疗指南（2020版）》中，特应性
皮炎的临床表现分期较前版就新增了老年期（＞60岁），将60岁
以上的特应性皮炎患者单独列出，表明老年特应性皮炎有自己显
著不同的特征，并正逐渐得到重视。老年特应性皮炎可理解为特
发于60岁以上老年人，在湿疹样皮损的基础上，瘙痒剧烈，具备
"特应性"的病史和（或）实验室检查结果的慢性皮肤炎症。

老年特应性皮炎有三种发病模式：

①老年期首次发病。

②有儿童特应性皮炎病史，到老年期病情复发。

③青少年和（或）成年首发特应性皮炎，慢性复发病程直至
老年期。

目前尚无针对老年特应性皮炎病因和发病机制的研究。与儿
童和成人特应性皮炎发病相关的遗传、环境、免疫因素、屏障功

能和皮肤菌群也可能参与其中，其中与衰老相关的皮肤屏障功能降低和免疫功能退化及其与环境的相互作用可能是发生老年特应性皮炎的重要因素。老年特应性皮炎临床表现和成人特应性皮炎类似，一般不具有儿童特应性皮炎典型的肘窝、腘窝皮损，表现为面颈部慢性湿疹样皮炎，躯干部苔藓样变或渗出性病变，四肢瘙痒性丘疹或结节，主要累及伸侧。

老年特应性皮炎尚无单独的诊断标准，一般按照Hanifin-Rajka标准或张氏标准诊断。四肢伸侧的苔藓样湿疹样变、面颈部湿疹样皮炎、躯干部苔藓样变，个人或家族特应性病史，血清总IgE或过敏原特异性IgE水平升高，外周嗜酸性粒细胞计数增多都是老年特应性皮炎的诊断线索。诊断老年特应性皮炎时尤其需要注意排除其他临床表现类似的瘙痒性疾病，如大疱性类天疱疮、疥疮、结节性痒疹、蕈样肉芽肿、神经性皮炎、药物性皮炎、脂溢性皮炎等。

（卢葳）

问题19：

得了特应性皮炎，不想使用激素怎么办？

谈到激素，想必很多患者会感到恐惧，究其原因，还是担心药物的不良反应或副作用。也有患者会问："有没有什么治疗特应性皮炎的药物是不含激素的？"下面我们将为大家介绍一些不含激素的治疗药物。

（1）外用钙调磷酸酶抑制剂

外用钙调磷酸酶抑制剂（TCI）比如他克莫司乳膏、吡美莫司乳膏等能够对皮损局部的T淋巴细胞进行选择性抑制，抗炎作用比较好，因此对特应性皮炎患者来说具有不错的效果。此外，长期使用外用钙调磷酸酶抑制剂不会引起皮肤屏障破坏、皮肤萎缩等不良反应。外用钙调磷酸酶抑制剂的主要不良反应包括局部烧灼和刺激感，但随着用药时间的延长，多数患者的上述不良反应会逐渐消失。

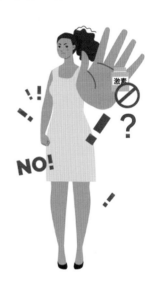

（2）磷酸二酯酶-4抑制剂

磷酸二酯酶-4（PDE-4）抑制剂是一种小分子、非激素、非甾体类PDE-4抑制剂，能够抑制促炎因子的活动。由于PDE-4抑制剂的分子量小，人体皮肤对其的吸收比较好，它能够快速渗透到人体，发挥止痒功效，阻止患者对皮肤的搔抓，从而保护皮肤屏障。PDE-4抑制剂也是特应性皮炎患者进行主动维持治疗的一个比较好的外用药，但此药不能用于黏膜。

（3）生物制剂及小分子药物

早在2020年，使用生物制剂及小分子药物（包括度普利尤单抗及JAK抑制剂等新药）治疗特应性皮炎的方法就已经在我国的相关指南中有了详细的说明，这为广大的皮肤科医生治疗中重度特应性皮炎提供了良好的临床指导。度普利尤单抗为皮下注射使用，它是目前全球首个唯一获批治疗成人和6个月以上儿童/青少年中重度特应性皮炎的靶向生物制剂。度普利尤单抗能够抑制IL-4/IL-13信号传导，从机制上治疗2型炎症相关疾病，达到抗炎、止痒、减轻皮损的效果。常见的不良反应是注射部位皮肤过敏反应、结膜炎、睑缘炎和口腔疱疹等。此外，近些年来新型的小分子JAK抑制剂比如阿布昔替尼、乌帕替尼等也用于特应性皮炎的治疗，其起效相对迅速、口服用药更便捷，且疗效确切，但需要在用药前做结核病、乙型病毒性肝炎（简称乙肝）等感染性疾病和肿瘤相关疾病的筛选。

（卢葳）

问题20：

特应性皮炎能治好吗？

虽然有少量的个案报道发病早的儿童特应性皮炎可在学龄前痊愈，但是我们应该认识到特应性皮炎绝大部分呈慢性病程，目前还无法根治。特应性皮炎的影响因素有很多，目前认为可能是遗传基因和环境因素共同导致的。有研究表明，有特应性皮炎家族史的患者就很容易出现疾病的反复发作。环境污染、生活方式的改变、微生物感染、搔抓等因素也对疾病反复发作起到了重要诱发作用。

具体到每个人，遗传因素和环境因素所占的比重有所不同，所处的环境因素也不一致，针对遗传因素进行治疗目前还不现实，回避所有的环境因素也难以实现。因此，目前专家们认为特应性皮炎的治疗目的是缓解或消除临床症状，消除诱发和加重因素，提高生活质量。早期治疗、正规治疗和坚持治疗可使特应性皮炎的症状显著改善甚至消退，不影响正常的生活。特应性皮炎作为一种慢性复发性疾病，其病程漫长，且反复发作，在特应性皮炎的达标治疗中，及时根据病情的评估情况进行治疗方案的调整，合理地使用系统和局部外用药物，可以提高治疗的依从性和满意度，尽可能使病情维持在缓解状态，减少复发。

（卢葳）

| 延伸阅读 |

达标治疗

近年来，随着生物制剂、小分子靶向药物等创新药物的上市，特应性皮炎的整体疗效有了质的飞跃，国际和国内也提出了特应性皮炎的治疗新理念——达标治疗（T2T）。

达标治疗并不是一个新名词，这个治疗理念已广泛应用于糖尿病、类风湿关节炎、系统性红斑狼疮等慢性疾病的管理中。所谓达标，就是指在一定的时间内达到预先设定的治疗目标，达标治疗的实施前提是有标准化的疾病评估体系，其中包括疾病评估内容和评估周期，根据每个评估周期的疾病评估情况及时进行治疗方案的动态调整，从而达到长期控制疾病的目的。

（卢葳）

问题21:

糖尿病合并特应性皮炎患者应该怎么做好日常的皮肤护理？

糖尿病和特应性皮炎是两种完全不同的疾病，但当它们在同一患者身上出现时，皮肤护理就变得尤为重要。

（1）糖尿病与皮肤健康

糖尿病是一种由胰岛素分泌不足或作用受损导致的慢性疾病。持续的高血糖状态会对全身血管造成损伤，其中也包括皮肤中的微血管。因此，糖尿病患者的皮肤容易出现干燥、瘙痒、感染等问题。对于糖尿病患者，保持皮肤健康的关键在于控制血糖、保持皮肤清洁、避免感染。

（2）特应性皮炎的皮肤表现

特应性皮炎，原称异位性皮炎，是一种与遗传过敏体质有关的慢性、复发性的皮肤炎症。其典型表现为皮肤干燥、瘙痒、红斑、水疱等。特应性皮炎的发病原因复杂，可能与遗传、环境、免疫等多种因素有关。

（3）双重挑战下的皮肤护理策略

①避免触发因素：每个人的触发因素可能都不同，常见的包括某些食物、尘螨、动物皮屑、气候变化等。识别和避免这些因素，可以减少特应性皮炎的发作。

②严格控制血糖：这是预防和治疗糖尿病皮肤问题的基础。高血糖状态会损害皮肤内的微血管，影响皮肤的自我修复能力。遵循医生的建议，合理饮食、适量运动、定时服药、定期检测血糖，从内部改善皮肤状况。

③基础护肤：糖尿病患者的皮肤容易干燥，所以皮肤的清洁和保湿非常重要。对于既有糖尿病又有特应性皮炎的患者，应把握好皮肤清洁的频率，疏于清洁和过度清洗，都会使得皮肤的自然屏障功能被破坏。冬季建议每周沐浴一二次，夏季可每日短暂洗浴，可隔日温水清洁，也可适度使用弱酸性（pH值约为 5.5）沐浴产品。沐浴后即刻涂抹足量保湿乳，锁住水分，以皮肤状态滋润、无皮屑为宜，并贴身穿着棉质衣物。另外，糖尿病患者可能出现足部问题，如糖尿病足。因此，选择合适的鞋袜非常重要。鞋子应宽松、透气，袜子应吸湿排汗，以减少足部皮肤的摩擦和破损。此外，糖尿病患者的皮肤可能对阳光敏感，因此，在户外活动时，应涂抹防晒霜，佩戴遮阳帽和太阳镜，以减少紫外线对皮肤的伤害。

④避免感染：糖尿病患者皮肤容易感染，因此要保持皮肤清

洁，避免细菌、真菌的滋生。在日常生活中应尽量避免割伤、擦伤等，若破损的皮肤出现红、肿、热、痛的现象，应尽快就医。

⑤心理调适：长期的皮肤问题可能带来心理压力。应积极寻求家人、好友的支持，培养令自己身心愉悦的爱好，保持良好心情，有助于减轻焦虑症状。

⑥合理饮食：避免食物反复触发疾病，如多次摄入辛辣食物、海鲜等可能导致特应性皮炎加重。增加富含Omega-3脂肪酸的食物摄入，如深海鱼、亚麻籽、核桃等，有助于减轻炎症。

⑦定期检查：定期到皮肤科和内分泌科复诊，及时调整治疗方案，确保血糖和皮肤得到长效、稳定的管理。

⑧教育与科普：积极向权威医疗机构、网站等获取疾病相关知识，加强对疾病的认识，了解疾病的发病机制和治疗策略，可以更好地与医生合作，共同对抗疾病。

在面对糖尿病和特应性皮炎的双重挑战时，皮肤护理应更加细致耐心。通过多方面的努力，可以有效地减轻症状，提高生活质量。同时，家属和医疗团队的支持也不可或缺，共同为患者创造一个有利于疾病管理的环境。希望以上内容能为患者和家属提供一定的帮助，祝愿每一位患者都能早日找到适合自己的护理策略，恢复健康。

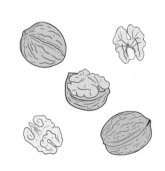

专家总结

糖尿病患者的皮肤护理需要更加细致。通过定期血糖监测、温和清洁、保湿滋润、防晒保护、预防感染、选择合适的鞋袜及定期皮肤检查等，可以减少皮肤问题，保持皮肤健康。

（唐丽娜）

问题22：

特应性皮炎有哪些治疗方法？

根据《中国特应性皮炎诊疗指南（2020版）》，特应性皮炎主要治疗方法包括以下几类。

（1）日常护理

注意减少各类刺激，避免接触过敏原。合理洗浴可去除皮肤表面污秽、痂皮，降低皮肤表面金黄色葡萄球菌定植数量。坚持外用保湿润肤剂，尤其是在洗浴后立即使用，以便恢复和维持皮肤屏障功能。

（2）外用药物治疗

①外用糖皮质激素（TCS）是特应性皮炎的一线疗法：根据患者的年龄，皮损性质、部位及病情程度选择不同剂型和强度的

糖皮质激素制剂，以快速有效控制炎症，减轻症状。

②外用钙调磷酸酶抑制剂是治疗特应性皮炎重要的外用抗炎药物：推荐用于面颈部、皱褶部位以及乳房、肛门、外生殖器部位，用于控制炎症与瘙痒症状，或用于主动维持治疗减少复发。

③其他药物：包括氧化锌油（糊）剂、黑豆馏油软膏、外用磷酸二酯酶–4抑制剂软膏等。

（3）系统药物治疗

①口服抗组胺药：用于特应性皮炎瘙痒的辅助治疗。对于伴有荨麻疹、过敏性鼻炎等过敏并发症的患者，推荐使用第二代非镇静抗组胺药如氯雷他定、西替利嗪等进行治疗，必要时可以加倍剂量治疗。

②免疫抑制剂：适用于重度特应性皮炎且常规疗法不易控制的患者，使用时间多需6个月以上。常用免疫抑制剂为环孢素、甲氨蝶呤、硫唑嘌呤等。

原则上不推荐系统使用糖皮质激素。仅对病情严重、其他药物难以控制的急性发作期患者可短期应用，推荐剂量为0.5 mg/（kg·d）（以泼尼松计），病情好转后及时减量停药。

③生物制剂：度普利尤单抗是IL-4/IL-13受体α链的全人源单克隆抗体，可阻断IL-4和IL-13的生物学作用，对儿童、青少年及成人的中重度特应性皮炎都具有良好疗效。

④JAK抑制剂：JAK抑制剂可以阻断多种参与免疫应答和炎症因子信号传导。口服和局部外用JAK抑制剂均显示了良好的疗效。

（4）其他治疗

包括紫外线疗法、抗微生物治疗、过敏原特异性免疫治疗和中医治疗等。

（卢葳）

问题23：

特应性皮炎患者如何涂抹保湿剂？

特应性皮炎患者在涂抹保湿剂时，需要遵循一些重要的原则和步骤。

首先，必须明确保湿剂的使用量并非越多越好，而是需要适度。过多的保湿剂可能会造成皮肤的负担，引发其他皮肤问题。在通常情况下，建议每天涂抹二三次，每次使用的量以能完全覆盖皮肤表面为准。具体来说，一个成人每次全身涂抹所需的保湿剂量在30 g以上。婴儿、儿童需要适当地减少总量。

其次，保湿剂的使用时间也十分关键。理想的涂抹时间是在洗澡后，这是因为此时皮肤的毛孔已经打开，有利于保湿剂的吸收。同时，在涂抹保湿剂后进行轻轻的按摩可以帮助产品更好地渗透到皮肤中，同时促进血液循环，加速皮肤新陈代谢。

在选择保湿剂时，特应性皮炎患者需要格外小心。由于他们的皮肤比较敏感，因此建议选择无刺激、含水分丰富的乳霜类保湿产品。这类产品通常含有大量的天然油脂和水分，能深层滋养皮肤，保持皮肤长时间的湿润状态。另外，虽然润肤油的保湿效果较好，但它可能会堵塞皮肤毛孔，影响皮肤呼吸，所以并不推荐特应性皮炎患者使用。

除了以上的注意事项，特应性皮炎患者在日常生活中还需要注意避免接触可能的过敏原，如某些食物、化学品、灰尘、花粉等。对于已知的过敏原，应当尽量避免与其接触，以减少特应性皮炎的发作。此外，患者还可以通过改变生活习惯，如戒烟、戒酒、保持良好的睡眠和饮食习惯，来减轻皮肤的症状。

（张芬）

问题24：

如何减少和预防特应性皮炎复发？

特应性皮炎是与遗传基因有关的免疫系统异常应答所致的变态反应性疾病。由于特应性皮炎容易反复且没有根治的方法，所以患者在日常生活中要做好衣食住行这四个方面的预防工作。

（1）衣服的选择

要选择宽松、透气性良好的全棉、丝质衣服，尽量不要穿涤纶等人造纤维服装，洗衣服时要使用刺激性低的洗涤剂，尽量不要接触肥皂、洗衣粉等刺激性化学洗涤剂。

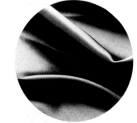

（2）饮食方面

食物对于特应性皮炎的预防起着不

可忽视的作用，对于特应性皮炎患者来说，可以多吃具有健脾、清心火功效的食物，比如山药、冬瓜等。刺激性食物或者羊肉、海鲜等食物会使病情加重，因此患者在发病期间要忌食。除此之外，在发病期间患者要尽量拒绝一切含有酒精的饮料。

（3）居住环境

在居住环境上，要温度、湿度适宜，室温以25℃左右为宜，湿度保持在50%～60%。房间需要按时通风，定期打扫，加快室内空气流通，减少灰尘和螨虫的积聚。

（4）外出做好防护

在外出时要做好防护措施，比如戴好口罩和帽子，尽量使用物理防晒，不去花草树木过多的地方。过多的阳光照射会伤害到皮肤，会诱发或加重包括特应性皮炎在内的许多皮肤疾病。

（张芬）

问题25：

特应性皮炎患者的衣物要注意什么？

对于特应性皮炎的患者来说，穿衣要注意以下几个问题。

（1）衣物的材质

衣物的材质以透气性佳的全棉材质为好，全棉面料可有效减少衣物与皮肤的摩擦，避免患处反复摩擦引起不适，同时较好的吸湿、抗热、透气性可保持皮肤干爽，减少细菌的滋生，对患处起到更好的保护作用，更有利于患处的康复。其他面料相比于全棉面料更硬且吸湿、透气性较差，也较易与皮肤发生摩擦，不利于患处的康复，同时较差的透气性不利于汗液的蒸发，容易导致衣服潮湿。多数人都对化纤面料或多或少有一定的过敏反应。在选择衣服的大小时，尽可能选择宽松舒适的，可以减少与身体的摩擦，不容易加重瘙痒症状。

（2）衣物的款式

建议衣物宽松舒适，领口、袖口设计合理，对颈部、腕部、腹股沟及外阴等柔嫩部位摩擦刺激较少，透气性好，染色较淡，易于清洗。

（3）穿衣厚度

建议穿衣厚度适当。尤其是在冬季，穿衣太厚，出汗增多会加重瘙痒症状。

（张芬）

问题26：

得了特应性皮炎可以打疫苗吗？

特应性皮炎患者能否打疫苗，需要根据患者的具体病情和疫苗类型来判断。

（1）根据成分的不同，疫苗可分为以下几类

①减毒活疫苗：包括卡介苗、水痘减毒活疫苗、麻疹减毒活

疫苗、脊髓灰质炎减毒活疫苗、甲型病毒性肝炎减毒活疫苗、流感减毒活疫苗、麻腮风联合减毒活疫苗、麻腮风水痘联合减毒活疫苗、乙型脑炎减毒活疫苗和轮状病毒减毒活疫苗等。

②灭活疫苗和类毒素疫苗：包括乙型病毒性肝炎疫苗、百白破联合疫苗、甲型病毒性肝炎灭活疫苗、脊髓灰质炎灭活疫苗、肠道病毒71型灭活疫苗、流感灭活疫苗、乙型脑炎灭活疫苗等。

③其他：如亚单位疫苗、载体疫苗和核酸疫苗等。

（2）疫苗接种对特应性皮炎患者的影响

①减毒活疫苗：有报道称减毒活疫苗可导致特应性皮炎患者病情加重或者出现卡波西（Kaposi）水痘样疹等，有可能出现疫苗接种效率降低。

②灭活疫苗和类毒素疫苗：一般不会导致特应性皮炎患者病情加重或者出现Kaposi水痘样疹，但也有可能出现疫苗接种效率降低。

（3）特应性皮炎患者疫苗接种策略和注意事项

①轻中度特应性皮炎患者：在病情控制良好的情况下，建议正常接种。

②重度特应性皮炎患者：在病情控制良好的情况下，也建议正常接种，但如果正在接受系统性免疫抑制剂或者JAK抑制剂等治疗时，最好暂缓接种。正在接受度普利尤单抗治疗的患者，可正常接种灭活疫苗，但应暂缓接种减毒活疫苗。

特应性皮炎患者在接种减毒活疫苗后，存在病情复发或者加

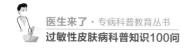

重、出现Kaposi水痘样疹的可能，接种后，除观察疫苗常见的不良反应外，还应注意观察患者病情的变化。特应性皮炎患者如果本身正处于发病期，建议暂时不要接种疫苗，等到发病期度过之后，临床症状消失，再接种疫苗。

（张芬）

问题27：

孩子大了特应性皮炎是不是就好了？

特应性皮炎是一种常见的慢性皮肤病，在临床上通常被分为婴儿期、儿童期和成人期三个阶段。它的出现对患者的健康状态造成了显著的影响。不幸的是，特应性皮炎并没有自愈的趋势，反而在进入成年期后，由于免疫功能相对稳定，治疗难度可能会增加。这就强调了及时诊治的重要性。如果在早期，也就是在婴儿期或儿童期就开始接受治疗，那么预后可能会更好。这是因为在早期阶段，特应性皮炎的病情通常比较轻微，有更多的机会通过积极的干预来改善病情。

特别是中度到重度的特应性皮炎患者，他们的病情往往不能自愈。这主要是因为大多数患者的发病与遗传有关。特应性皮炎的发生与某些特定的细胞，如辅助性T淋巴细胞2（Th2）的异常活动有密切关系。IL-13和IL-17的水平升高等，都是导致疾病反复发作的原因。此外，特应性皮炎具有遗传特点，这意味着如果家族中有人患有此病，其他成员也可能有较高的发病风险。因此，即使在孩子长大后，如果没有得到适当的治疗和管理，特应性皮炎仍有可能持续存在。

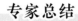 **专家总结**

　　特应性皮炎是一种需要长期管理和治疗的疾病。尽管它可能在某些阶段表现得较为温和，但并不存在自我消失的可能。因此，及时的医学干预和日常的病情管理是十分必要的。这也是为何我们需要深入了解特应性皮炎，以便能够更有效地处理和控制这种病症。

（张芬）

问题28：

特应性皮炎患者有哪些生育和备孕注意事项？

　　特应性皮炎是一种具有遗传倾向的常见过敏性皮肤病，表现为慢性瘙痒和炎症等症状。患者通常在婴儿期开始出现皮疹，并可能延续到青春期。然而，特应性皮炎并不会影响生育，也不会对胎儿的发育产生负面影响。因此，对于那些有生育需求的特应性皮炎患者来说，她们可以正常选择怀孕和分娩。

　　虽然特应性皮炎不会直接影响生育，但需要注意的是，如果在怀孕期间特应性皮炎发作，使用某些药物治疗可能会对胎儿产生一定的影响。因此，在治疗期间或停药后的短时间内，特应性皮炎患者应避免怀孕。此外，在怀孕期间，患者还应尽量避免接触可能引起病情加重的各种因素。比如保持皮肤的清洁和湿润，是防止特应性皮炎发作的重要措施。在日常生活中，患者应避免使用含有刺激性成分的护肤品，因为这些产品可能会引发皮肤的过敏反应。同时，穿着宽松、质地柔软的棉质服装也有助于减少皮肤摩擦，从而降低特应性皮炎的发作风险。饮食方面，特应性皮炎患者应忌酒及刺激性食物，这些食物可能会刺激皮肤，引发或加重特应性皮炎的症状；患者应多吃水果和蔬菜，这些食物富含维生素和矿物质，对皮肤健康有益。

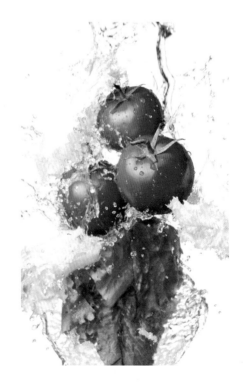

此外，特应性皮炎具有遗传倾向，因此患者在备孕时也应考虑到自己的子女可能会患上特应性皮炎。这并不是意味着特应性皮炎患者不能生育，而是提醒患者需要为可能的结果做好准备。如果患者的子

女确实遗传了特应性皮炎，患者就需要知道如何早期识别并管理
这种疾病，以减轻其对孩子生活质量的影响。

专家总结

特应性皮炎并不影响患者的生育能力，但在备孕
和怀孕期间，患者需要采取上述特殊的预防措施。只
有这样，患者才能在保护自己和未来的孩子免受特应
性皮炎困扰的同时，顺利度过健康和愉快的孕期。

（张芬）

第三章

药物性皮炎

服药后如出现皮疹，
应立即停药并前往医院，
由医生判断是否是药物所致。

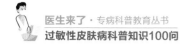
药物性皮炎的定义

药物性皮炎，是药物通过注射、口服、吸入等方式系统性使用后，进入人体而引起的皮肤、黏膜等炎症反应。药物性皮炎是药物过敏反应中最常见的一种类型。可以引起药物性皮炎的药物种类很多，几乎所有系统性使用的药物都有引起药物性皮炎的可能性，但又以解热镇痛药、抗生素、镇静催眠药等常见。中草药也可引起药物性皮炎。

药物性皮炎的发病机制非常复杂，分为免疫性和非免疫性。免疫反应包含了4型变态反应以及未确定型。因此药物性皮炎的临床表现多样而复杂。同一种药物在不同人身上可引起不同类型的药物性皮炎，不同的药物可以在同一个人身上引起同一种类型的药物性皮炎。药物首次使用进入人体后，人的免疫系统与药物相结合需要一定时间，通常在开始治疗后的7～10天，甚至1～2月，称为首次使用致敏时间。但如果再次使用该药物，则致敏时间可缩短为数小时至1～2天。因此经常会有患者说："医生，你说我这个是药物引起的皮疹，但是药物我已经停止服用了，为什么皮疹还在长呢？"其实这就是因为虽然已经停止服用药物，但仍然处于首次使用致敏时间内，因此药物性皮炎仍然会继续发作。目前发现的药物性皮炎的类型从血管性水肿、荨麻疹，到剥脱性皮炎、中毒性表皮坏死松解症等，已有十多种。除了常见的累及皮肤出现皮疹外，还可出现眼、鼻、口腔、生殖器等部位的黏膜损伤，可出现畏寒、发热、恶心、呕吐等症状，并伴有淋巴结肿大、肝肾功能损害、血液系统受累等表现，部分患者还伴有电解质紊乱、感染等并发症。因此药物性皮炎的临床表现可轻可重。那有患者说："这个药我只服用了一次，是不是药物性皮炎就会很轻？"这就涉及药物过敏与药物剂量、疗程的关系。一旦出现药物过敏，即使小剂量、单次疗程的再次使用，仍然可能发生严重的过敏反应。因此过敏反应的严重程度与服药剂量没有相关性。同样，用药的方法与药物过敏也没有相关性，即这次输注这种药过敏了，那改成口服仍然会过敏。因个体差异，药物过敏反应是会不一样的。目前已经发现部分药物有过敏相关基因，即拥有该基因的患者，发生此类药物过敏，特别是重症的概率明显升高。

因此，服药后出现皮疹，应立即停药并前往医院，经医生诊断是否是药物所致，而不是从服药时间、服药数量、药物种类等因素自行判断，引起误诊，错过治疗时间。

（王超群）

问题29：

哪些药物容易引起过敏？

可以引起过敏的药物种类很多，几乎所有系统性使用的药物都有引起过敏的可能性。但临床发现部分药物引起过敏的概率比较高，以解热镇痛药、抗生素、抗癫痫药、血清制品等常见。此外，中草药也可引起药物过敏。

解热镇痛药在我们生活中的使用是非常普遍的，比如布洛芬就是典型的解热镇痛药。除此之外还有阿司匹林、对乙酰氨基酚、萘普生等，都是生活中常用到的药物。这类药物可以用来抗炎、退烧、镇痛，阿司匹林还有抗凝作用。

抗生素又是另一大类常用的药物，用来治疗各种细菌感染。青霉素、头孢菌素是常用的抗生素，如阿莫西林、氨苄西林。头孢菌素目前已经发展到5代，所有的命名都是以"头孢"开头的，如头孢呋辛、头孢哌酮等。喹诺酮类抗生素也比较常见，主要是诺氟沙星、左氧氟沙星等。氨基糖苷类抗生素代表药物是庆大霉素、阿米卡星。还有四环素、阿奇霉素、氯霉素等也是经常使用的抗生素。这些抗生素均可引起药物过敏。

抗癫痫药使用人数相较前两类药物使用人数少一些，但这类药物引起的过敏反应往往比较严重，发生重症药物性皮炎的比例比较高，且首次致敏时间较长，在首次使用服用该类药物时，应密切观察有无皮疹发生。传统的第一代抗癫痫药有卡马西平、苯巴比妥、丙戊酸钠等；第二代抗癫痫药包括加巴喷丁、拉莫三嗪、普瑞巴林等，其副作用相对来说比第一代小。

血清制品如各种疫苗，破伤风抗毒素，血液制品如血浆、免疫球蛋白等，均可发生过敏反应，事实上在生活中遇到这些过敏反应也很常见。这就是为什么注射疫苗后需要观察一段时间才能离开医院，输注血液制品甚至需要密切进行临床观察。

临床还发现其他种类易引起过敏的药物，包括活血化瘀的药物、治疗痛风的药物，如血栓通、别嘌醇等。

随着中药的广泛应用和剂型改变，中药引起的过敏反应逐渐增多，常见的包括丹参、红花、板蓝根、鱼腥草等。有些复方药如云南白药、牛黄解毒片、板蓝根注射液、穿心莲注射液等也可引起过敏。

（王超群）

引起皮肤过敏的药物以后就不能吃了吗？

如果已经明确服用某种药物会引起皮肤过敏反应，还能不能再次服用该药物呢？答案当然是不能。

由药物引起的皮肤、黏膜炎症反应，我们称为药物性皮炎。药物性皮炎的发病机制非常复杂，其中免疫反应包含了4型变态反应以及未确定型，因此药物性皮炎的皮疹表现各种各样。相对比较轻的是血管性水肿、荨麻疹、固定性药物性皮炎等，相对严重一点的包括猩红热或麻疹样型、多形红斑型、紫癜型、血管炎型、泛发性脓疱型等，再进一步严重的是重症药物性皮炎，包括剥脱性皮炎或红皮病型、大疱性表皮松解症、药物超敏反应综合征等。重症药物性皮炎病情危重，除了皮疹外，还可引起血液系统、肝肾功能损害，会导致水和电解质紊乱、继发感染等并发症，危及生命。即使相对较轻的药物性皮炎类型，如血管性水肿，如果发生在眼周会影响视力，发生在口腔或咽喉部黏膜则会导致呼吸受阻，也是比较危急的状态。荨麻疹普通型主要是皮肤瘙痒不适，但荨麻疹同样可以发生在咽喉部，主要表现为呼吸困难、吞咽异物感，部分患者还可发生胸闷、腹痛、恶心、关节肿痛等系统症状，需要住院治疗。即使是相对固定的固定性药物性皮炎，这类药物性皮炎往往发生在既往发生过皮疹的部位，但随着发病次数增多，临床上也经常遇到由固定性药物性皮炎进展为多形红斑型药物性皮炎的病例。因此同一类型的药物性皮炎，在不同个体上可表现为轻症和重症。同一个体，即使是同一种药物性皮炎，也可以因免疫状态不同，出现轻型和重型表现。

从药物首次使用进入人体到开始发生药物性皮炎有数天至十余天的致敏时间。但如果已经发生了过敏反应，再次使用该药物，致敏时间可缩短为数小时至1～2天，发病进程明显更快。一旦明确药物致敏，即便减小药物剂量或改变使用剂型，仍会发生过敏反应。过敏反应的严重程度与服药剂量、剂型没有相关性。

专家总结

　　一旦发生药物过敏，就要停用一切可疑的致病药物。再次服用该药物必定会再次发生过敏反应，而且这种过敏反应可能更快、更重。患者不应该冒着风险服药，应及时告知医生过敏情况，医生可以选用其他的治疗方案代替，在避免过敏的同时，达到应有的治疗效果。

（王超群）

问题31:

如何避免药物性皮炎?

人吃五谷,生百病。在日常生活中,我们不可避免地会出现各种各样的疾病,需要药物治疗。是药三分毒,几乎所有系统性使用的药物都有引起药物过敏的可能性。那我们就来讲一讲如何预防药物性皮炎,让它的发生率尽量降低。

对药物的应用应严格控制,必须根据适应证来用药,尽可能减少用药的品种,杜绝滥用药物,以求减少药物性皮炎的发生机会。即使发生也易于确定是哪种药物所致,便于停用或更换药物。医生在用药前会询问患者是否曾经发生过药物过敏,而患者也需牢记让自己过敏的药物名称、过敏反应的表现,提醒医生要在病历首页注明自己的药物过敏史,或者在就诊、购买药物时主动向医务人员告知既往过敏的药物名称和过敏时的具体情况。对有药物过敏的患者,除了避免再次使用此种药物外,对化学结构相似的药物也应避免使用,以防交叉过敏的发生。在服用药物时,特别是首次服用某种药物时,患者需警惕药物过敏的可能。特别是使用临床上已知过敏反应发生率较高的药物,如解热镇痛药、抗生素、镇静催眠药、血清制品等,医生在患者首次服用时会提醒患者注意观察身体反应。有些药物性皮炎是有前驱症状的,如发热、皮肤瘙痒、胸闷、气喘等身体不适感。如果出现这些症状,患者应警惕药物性皮炎的可能,及时停药,避免严重反应的发生。在医院就诊时,肌内注射(简称肌注)或静脉滴注

（简称静滴）某些药物前，如青霉素、破伤风抗毒素等，应配合医护人员进行皮肤（或皮内）敏感试验（皮试）。在皮试时还应该注意医务人员是否准备好一切急救所必备的药品及措施。皮试阳性则不能使用该药物。但皮试作用有限，主要是检测速发型变态反应，对于皮试阴性的药物，使用后仍有可能发生迟发型变态反应性药物性皮炎。部分患者有吸入性药物过敏反应，则需要注意环境安全，远离过敏原。同时日常生活应保持充足的睡眠，锻炼身体，提高抵抗力。一旦怀疑发生药物性皮炎应立即停用一切可疑致敏药物，避免对药物性皮疹过度搔抓等刺激（特别是往皮疹上涂牙膏、盐水、花椒等行为），适当多饮水促进药物代谢，并及时就医。

（王超群）

问题32：

药物性皮炎会自愈吗？

临床上相对轻型的药物性皮炎包括固定型、荨麻疹样型、痤疮型、光敏型、部分紫癜型。这些类型的药物性皮炎在皮疹面积小，分布局限且没有系统症状时，通过停药、排除诱因、适当多饮水促进药物代谢，是有自愈性的。一般经过3～7天的病程，皮疹逐渐消退。而重症药物性皮炎每一型都很危重，进展快，部分危及生命，不能等待病情自愈，需尽早治疗。

不同的药物进入人体后在体内的代谢时间是不同的。镇静催眠药、抗癫痫药以及别嘌醇进入人体后代谢周期较长，且发生重症药物性皮炎的比例比较大。在怀疑这类药物引起药物性皮炎时，不建议等待自愈，应积极就医，避免向重症进展。部分半衰期短的药物如血管扩张剂等引起的药物性皮炎，如果患者身体状况良好，没有基础疾病，且皮疹范围局限、严重程度较轻，应在停药后观察，等待皮疹自愈。如果患者年龄较大，合并基础疾病较多，药物性皮炎范围广泛，伴有明显的红肿、瘙痒、疼痛等症状，应密切观察，如3～5天仍未好转，应积极干预治疗。

部分由外用药物导致的过敏，我们称为接触性皮炎。这种过敏，如果皮疹不明显，仅有轻度红肿，停用药物后是能自愈的。

因此药物性皮炎能否自愈要依据药物的种类，皮疹的分型、严重程度和机体自身的免疫修复能力进行客观分析。但有时药物性皮炎有个发展的过程，最初较轻，不进行治疗可能会逐渐进展加重，延误病情，引起不必要的负担。所以一旦出现药物性皮炎，不要抱侥幸心理，建议到医院就诊，早日明确病因，在医生的建议下采用药物治疗。

（王超群）

问题33：

父母对某种药物过敏，那孩子也会对这种药物过敏吗？

药物过敏是一种免疫系统异常反应，可能在个体遗传因素的影响下发生。如果父母有药物过敏史，那么孩子在某种程度上可能面临药物过敏的风险。然而，并不是每个有药物过敏史的父母都会将过敏体质遗传给孩子，因为过敏反应的发生受多种因素的影响。每个人的免疫系统都是独特的，对药物的反应也会有所不同。因此，即使父母有药物过敏史，孩子也并非必然会发生相同的过敏反应。

然而，了解父母的药物过敏史对于孩子的健康仍然很重要。以下是一些建议，能帮助父母更好地管理孩子的药物使用，以规避过敏风险。

（1）与主治医生沟通

与孩子的主治医生进行沟通是确保孩子用药安全的关键。父母告知主治医生自己的药物过敏史，并让主治医生评估孩子的过敏风险。主治医生可以针对孩子的个体情况，制订相应的治疗和预防策略。

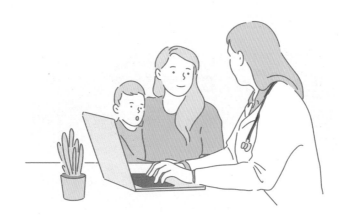

（2）注意早期过敏症状

父母应该密切关注孩子在使用药物后是否出现任何过敏症状。这些症状可能包括皮肤瘙痒、肿胀，长荨麻疹，呼吸困难等。如果发现任何疑似过敏症状，应立即停止使用药物并咨询医生。

（3）对药物过敏基因的检测

对于有药物过敏史的父母，可以考虑对孩子进行药物过敏基因的检测。目前针对某些在特殊情况下需要长期使用的药物，已有相应的药物如卡马西平、别嘌醇等相关过敏基因检测，可以帮助确定孩子对某些药物的过敏风险，并为医生制订治疗方案提供参考依据。

虽然父母有药物过敏史可能增加孩子的药物过敏风险，但并不意味着孩子注定会发生药物过敏。通过与医生的合作，注意早期过敏症状，进行药物过敏基因检测及遵循医生的建议，父母可以更好地管理孩子的药物使用，并确保他们的健康和安全。

（王超群）

问题34:

得了药物性皮炎，在饮食、护理方面有什么需要注意的？

药物性皮炎是一种由使用某些药物引起的皮肤炎症反应。除了停止使用引起过敏的药物，注意饮食和日常护理也可以对病情的缓解和康复起到一定的辅助作用。以下是一些需要注意的方面：

（1）饮食方面

①避免食用过敏原：有些药物性皮炎患者可能对某些食物过敏，例如海鲜、坚果、乳制品等。在确定自身过敏食物后，要尽量避免食用，以防加重过敏反应。

②增加抗氧化剂摄入：抗氧化剂可以帮助减轻炎症反应和促进皮肤的康复。建议多摄入富含维生素C、维生素E和β胡萝卜素等的食物，如柑橘类水果、绿叶蔬菜等。上述食物摄入的前提是不诱发或加重已有的药物性皮炎。

③补充足够的水分：保持充足的水分摄入有助于维持皮肤的健康状态。建议每天饮水量不少于8杯（约2 L），并避免饮用过多的咖啡、茶和含糖饮料。

（2）日常护理方面

①温和地清洁：选择温和、不含刺激性成分的洗面奶或皂剂进行清洁。避免使用香皂、洗涤剂等刺激性较大的产品，以免刺激皮肤导致炎症加重。

②保持皮肤湿润：药物性皮炎容易导致皮肤干燥和瘙痒，因此保持皮肤的湿润非常重要。可以使用温和的保湿霜或乳液，避免使用含有刺激性成分的护肤品。

③避免过度搔抓、摩擦等刺激：避免过度搔抓或摩擦患处皮肤，以免加重炎症和引起感染。选择宽松、透气的衣物，避免穿紧身或粗糙的织物。

④注意避免接触触发因素：药物性皮炎患者应避免接触可能

导致过敏的物质，如刺激性化学品、某些化妆品成分等。

请注意，每个人的情况不同，相应的医生建议也不同。如果您患有药物性皮炎，请及时咨询皮肤科医生，以获取个性化的治疗和护理方案。

（王超群）

孕妇得了药物性皮炎会影响胎儿吗？

药物性皮炎是一种由药物引起的皮肤炎症反应，它可能对孕妇和胎儿产生一定的影响。当孕妇患上药物性皮炎时，她们可能会担心这是否会对胎儿的健康产生负面影响。以下是药物性皮炎对孕妇和胎儿的影响，以及一些相关的建议。

（1）药物性皮炎对孕妇的影响

药物性皮炎在孕妇身上可能引起一系列的症状，如皮肤瘙痒、红斑、水疱等。孕妇在治疗药物性皮炎时需要特别注意选择安全的药物，因为某些药物可能会对胎儿产生不良影响。在接受任何治疗之前，孕妇应咨询医生，并确保医生了解她们的怀孕状况，以便制订最合适的治疗方案。

（2）药物性皮炎对胎儿的影响

药物性皮炎并不一定会直接对胎儿产生影响，但某些治疗药物的使用可能会对胎儿的发育和健康产生负面影响。一些治疗药物可能通过胎盘进入胎儿的血液循环，导致胎儿暴露于药物。因此，在怀孕期间，特别是在治疗药物性皮炎时，选择安全的治疗药物至关重要。孕妇应该遵循医生的建议，避免使用可能对胎儿有害的药物。

（3）咨询医生的重要性

如果孕妇怀疑自己患有药物性皮炎或需要治疗药物性皮炎，应该及时咨询医生。医生将根据孕妇的具体情况评估风险，并给出最佳的建议。医生可能会推荐使用局部治疗方法，避免使用可能有害的药物，或者在必要时权衡利弊后给予适当的药物治疗。与医生密切合作，定期复诊可以维护孕妇和胎儿的健康。

（4）注意饮食和生活习惯

除了药物治疗外，孕妇还可以通过注意饮食和生活习惯来缓解药物性皮炎的症状。保持良好的个人卫生习惯，避免使用有刺激性的皮肤护理产品，避免接触可能引起过敏的物质等都是有益的做法。此外，均衡饮食，摄入足够的营养物质，保持身体健康也是重要的。

（王超群）

第四章

湿　疹

保持皮肤湿润和滋润，
避免刺激性物质，
预防病情恶化，是治疗湿疹的关键。

湿疹的定义

湿疹是一个通用的术语，用来描述一类皮肤炎症性疾病，包括多种不同类型的皮肤病变。它可以由多种因素引起，如接触刺激物、过敏原、感染、环境干燥等。湿疹的症状通常包括皮肤干燥、瘙痒、红肿、起疱和结痂等。它可以发生在任何年龄段，部分患者与家族遗传有关。

湿疹是一种常见的皮肤问题，影响着全球范围内的许多人。据统计，全球范围内湿疹的患病率呈上升趋势，尤其在儿童中更为常见。研究表明，湿疹与多种因素相关，包括遗传、免疫系统异常、皮肤屏障功能受损和环境因素等。尽管湿疹的确切病因尚不完全清楚，但我们可以采取一些措施来减少发作次数和避免症状加重。

湿疹的症状可以因个体差异而有所不同，但最常见的症状是瘙痒。患者常常会感到强烈的瘙痒，这可能导致不适、疲劳和睡眠质量下降。在湿疹患者的皮肤上，常见的病变包括红肿、起疱和结痂。这些病变可能出现在不同的部位，如手臂、腿部、颈部、面部和身体其他区域。对于患有湿疹的人来说，瘙痒和皮肤不适的程度会有所变化，有时可能会影响到日常生活和情绪状态。

湿疹的治疗主要针对症状的缓解和预防湿疹发作。保持皮肤的滋润非常重要。您可以选择使用温和、无刺激的洗浴用品和保湿剂来滋润皮肤，并避免长时间的热水浸泡和频繁的擦洗。对于瘙痒，您可以尝试冷敷或应用非处方抗瘙痒药物来缓解，但请注意遵循医生或药剂师的建议。对于较严重的湿疹症状，可能需要使用处方药物，如局部使用糖皮质激素和免疫调节剂。

除了治疗，预防也是关键。避免接触可能导致过敏反应或加重湿疹症状的刺激物和过敏原。这可能包括避免接触特定的食物、化学物质、动物毛发和尘螨等。注意个人卫生和环境清洁，也有助于降低感染和病情恶化的风险。

在怀疑患上湿疹时，建议及时咨询专业医生以获取准确的诊断和个体化的治疗方案。医生会根据症状的严重程度和患者的个人情况，制订适合患者的治疗计划，并提供相关护理和生活方式的指导。

专家总结

湿疹是一种常见的皮肤问题，其症状包括皮肤干燥、瘙痒、红肿、起疱、结痂等。遗传、免疫系统异常、皮肤屏障功能受损和环境因素等多种因素可能导致湿疹的发生。保持皮肤滋润、避免刺激性物质、预防病情恶化是治疗湿疹的关键。及时咨询专业医生以获取准确的诊断和个体化的治疗方案是解决湿疹问题的重要一步。

（王超群）

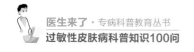

湿疹的常见临床表现

湿疹是一种常见的皮肤过敏性疾病，其表现多种多样。根据湿疹的病程和症状的持续时间，可以将湿疹分为急性期、亚急性期和慢性期，每个阶段的表现也有所不同。湿疹的表现可以因个体差异和病情严重程度而有所变化，但总体表现如下。

（1）急性期表现

湿疹急性期的特征是症状的迅速出现和明显发展，常见的表现如下。

①皮肤干燥和瘙痒：患者经常感到皮肤干燥，伴随着强烈的瘙痒感。瘙痒会导致患者频繁搔抓，可能会损伤皮肤，导致感染和疼痛。

②红肿和水疱：湿疹急性期的皮肤呈现红肿和水疱，可能伴有疼痛和灼热感。水疱可能会渗出液体，导致皮肤潮湿。

（2）亚急性期表现

湿疹进入亚急性期后，症状可能相对缓解，但仍存在一些不适和炎症迹象。

①皮肤干燥和粗糙：湿疹亚急性期的皮肤失去了正常的保湿能力，变得干燥、粗糙和容易起鳞屑。

②红斑和结痂：湿疹亚急性期的皮肤可能呈现红斑和结痂，伴随轻度瘙痒。

（3）慢性期表现

在湿疹进入慢性期后，症状可能较为持久，但相对于急性期和亚急性期，症状可能较轻。

①皮肤干燥和轻度瘙痒：湿疹慢性期的皮肤可能仍然保持干燥，但瘙痒程度可能较轻。

②鳞屑和色素沉着：长期慢性湿疹可能导致皮肤出现鳞屑和色素沉着，尤其是在疾病复发期间。

了解湿疹在不同阶段的临床表现有助于患者和其家人更好地理解和管理疾病。

（王超群）

湿疹的病因

湿疹的病因目前尚不明确，与机体内因、外因，社会心理因素等都有关。机体内因包括免疫功能异常和系统性疾病（如内分泌疾病、营养障碍、慢性感染等）及遗传性或获得性皮肤屏障功能障碍。外因主要包括环境或食品中的过敏原、刺激物、微生物、环境温度或湿度变化、日晒等，这些均可以引发或加重湿疹。社会心理因素如紧张、焦虑也可引发或加重湿疹。基本病因有以下几种。

（1）遗传因素

遗传是决定一个人是否为过敏体质的最重要因素，不少湿疹患者都有程度不等的遗传因素，其中最典型的为特应性湿疹，约70%的患者有特应性疾病的家族史。父母一方有特应性疾病的儿童发生特应性湿疹的风险是父母均无特应性疾病儿童的2～3倍，如果父母双方均有特应性疾病，则该风险为3～5倍。

（2）免疫功能异常

湿疹患者往往有Th2细胞活化、血中嗜酸性粒细胞增加、血清IgE水平增高等现象，当进行过敏原筛查时，往往有对应多种过敏原的IgE。

（3）女性激素水平变化

某些慢性湿疹的女性患者，在经期前或经期周期性出现皮损，这是由于患者对月经周期后期的内源性黄体酮产生了自身抗体，这可能与变态反应有关。部分妊娠的妇女可发生湿疹样皮疹，瘙痒剧烈，这可能是对孕激素过敏所致，产后一段时间皮疹很快消失。

（4）内分泌和代谢性疾病

糖尿病、甲状腺等内分泌和代谢性疾病容易导致皮肤瘙痒和皮疹，有时常为这类疾病的首发症状，这类患者往往先有皮肤瘙痒，久之皮肤出现丘疹、斑片和肥厚性斑块等亚急性和慢性湿疹的表现，一般抗过敏治疗效果差。除了皮肤瘙痒和皮疹外，还可有皮肤黏液性水肿（甲状腺功能亢进症患者）、血管病变和真菌感染（糖尿病患者）等其他皮肤表现。

（5）慢性感染性病灶

一些慢性湿疹患者往往存在慢性感染性病灶，如慢性胃炎、慢性胆囊炎、慢性阑尾炎、慢性泌尿生殖系统感染、咽喉部或鼻旁窦的感染灶等。这些患者的湿疹往往时好时坏，一旦这些感染灶被清除，湿疹往往随之而愈。

（张丽霞）

问题36：

为什么会出现外阴湿疹？

外阴湿疹是女性常见的一种湿疹，是由多因素引起的多形性、具有渗出倾向的炎症性皮肤病。临床表现为外阴瘙痒、灼热、疼痛，通常累及大小阴唇及其附近皮肤。患处常有长期剧烈瘙痒，因此患者会持续摩擦并搔抓外阴，导致局部皮肤浸润肥厚呈苔藓样变；也可继发色素减退，易被误诊为外阴白色病变（也称女阴白斑）。外阴湿疹多见于中老年人。

外阴湿疹的病因至今不明，是由多种因素综合作用的结果。穿不透气的内裤，尿液或粪便的长期刺激，使用不透气的卫生巾等是外阴湿疹发生的高危因素。

（1）基本病因

系统性疾病，如慢性感染、内分泌疾病、代谢障碍等；皮肤屏障功能减弱，如外阴皮肤受到感染、创伤；过敏原致敏，如食品、金属中的过敏原可诱发湿疹；生活环境，如长期生活在炎热、潮湿的地区，有汗液刺激及外阴部经常受到摩擦；精神因素，如心理压力过大。

（2）诱因

肥胖，穿不透气的内裤；阴道分泌物多、出汗等刺激；伴有尿瘘、粪瘘，导致尿液及粪便经常污染外阴；外阴部湿润及经常摩擦；患有糖尿病，含糖的尿液长期刺激外阴；使用不透气的卫生巾及护垫；外阴部使用药物（如抗真菌药）或其他化学品（如润滑剂、芳香剂或除臭剂、肥皂等）。

患者主要表现为外阴瘙痒、灼热、疼痛。症状轻时自觉瘙痒，重时皮肤发红、肿胀，皮损成片，腹股沟淋巴结肿大。典型的外阴湿疹可累及大小阴唇、会阴部、大腿内侧、肛门周围及腹股沟等处。急性期皮肤发红、肿胀，出现丘疹、水疱，搔抓后可出现糜烂、渗液。严重时，可形成溃疡或皮损成片，腹股沟淋巴结肿大。慢性期表现为外阴皮肤增厚、粗糙，呈苔藓样改变，局部可发生色素减退或色素沉着。

当该病出现下列情况时需及时就医：外阴剧烈瘙痒、灼热、疼痛，影响睡眠；外阴皮肤出现丘疹、水疱，并出现感染征象，如渗出脓液。

（张丽霞）

问题37：

肛周湿疹瘙痒难耐，怎么护理？

在聚会、社交、逛街时，突然觉得肛周瘙痒，让人坐立不安，难以言语，那我们应如何做好皮肤护理从而减轻瘙痒呢？

（1）了解一下肛周湿疹是什么

肛周湿疹是顽固性皮肤病，由多种因素引起的肛门周围浅层真皮及表皮的炎症，是肛肠科常见的变态反应性疾病。临床表现为皮肤瘙痒、红斑、丘疹、渗液、糜烂等。引起肛周湿疹的病因很多，与肛周疾病或皮肤病有关。如果排便次数多、肛周不洁，也会引起肛周瘙痒。

（2）在生活中得了肛周湿疹我们怎么护理

①多吃绿色蔬菜、水果，保持大便通畅，少吃刺激性食物，少吃油炸食品，防止腹泻及大便干燥。

②在排便后，不要频繁地用力擦拭肛周皮肤，这样会破坏皮肤保护层，可用湿纸巾将肛门擦拭干净，再用干纸巾将湿纸巾残留的水分沾干，保持肛周皮肤干燥，避免粪便附着于肛周表面而导致肛周瘙痒。

③在清洗肛周皮肤时，动作轻柔，避免用力摩擦，不要使用碱性肥皂或沐浴露，水温不能过高，以接近体温为宜，清洁后可涂抹保湿乳。

④选择棉质、宽松的内裤，勤换洗内裤，内裤清洗干净，避

免残留洗涤剂，内裤应在太阳下暴晒，达到消毒杀菌的效果。

⑤及时就医，遵医嘱用药，勿滥用外用药。

（钟陈萍）

问题38：

小孩得了湿疹，会不会损伤皮肤？

在湿疹早期或急性期阶段，患处有成片的红斑，密集或疏散的小丘疹，或是肉眼难见的水疱，严重时有大片渗液及糜烂（图4-1）；在亚急性期，渗液减少及结痂，患处由鲜红变暗红，没有大片的糜烂；在慢性期，渗液更少或因干燥而结痂，往往和鳞屑混合而成鳞屑痂，患处颜色加深出现色素沉着。

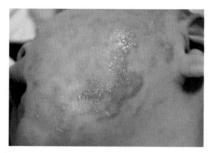

图4-1　宝宝面部湿疹（吴长艳供图）

湿疹往往瘙痒难耐，令患者忍不住去抓，进而损害皮肤屏障功能，细菌、病毒就容易从皮肤门户侵入人体，出现以下情况：细菌感染，出现毛囊炎、疖肿等细菌感染性的皮肤病；病毒感染，就会引起疱疹等皮肤病。另外，湿疹会引起严重的瘙痒，晚上宝宝可能会休息不好，从而影响宝宝的发育。

迁延不愈的湿疹会引起色素沉着，影响容貌；湿疹治疗不及时或治疗方法不科学会导致色素沉着或产生瘢痕。

无论湿疹在身体的哪一个部位，剧烈的瘙痒都会给患者带来较大的痛苦，甚至影响其正常的学习、生活，长时间治疗无效可能导致精神萎靡、烦躁及精神障碍。

湿疹属于过敏反应，具有遗传性，在五大易遗传的疾病中，湿疹就位列其中，遗传概率约是50%。在所有过敏性疾病中，婴儿期发病的只有皮肤湿疹。如果发现孩子的脸颊、肘关节和膝关节内侧皮肤干痒、起红斑，就要及时就医了。

不要穿得太厚，需要保持衣着透气，有利于症状的缓解。

（张丽霞）

问题39：

湿疹为什么会结痂？

湿疹的急性期表现有糜烂和渗液，治疗后期或者是亚急性期的湿疹，容易结痂，结痂之后痂皮脱落，症状就基本痊愈。对于部分原本就患有急性湿疹的患者，在急性湿疹转变为亚急性湿疹并结痂（图4-2）后，如果后期又出现慢性湿疹，就需要在医生的指导下做相应的治疗。

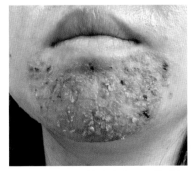

图4-2　湿疹的黄痂（张丽霞供图）

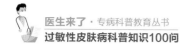

| 实用技巧 |

湿疹结痂的护理

（1）经常开窗通风换气，可以从根本上减少湿疹生长的机会。天气适宜时，要经常出来晒太阳，因为紫外线是最好的杀菌武器。居室注意保持通风干燥，注意室内卫生，室内温度、湿度要调控好。

（2）湿疹本身不是由潮湿环境直接所致，但潮湿环境可以促使湿疹加重。洗完澡，或者出汗，湿疹都会变得更加明显。湿疹部位不要接触过热的水，洗的时候少用洗涤用品，不要用碱性的皂液，但也不能不洗，一方面清洁另一方面消毒，可合理地使用保湿剂。

（3）湿疹结痂我们要做到不要用手碰它，等湿疹结痂、痂皮自行脱落。因为我们的手上也有细菌，可能引起感染。保持双手的清洁，经常剪手指甲，避免搔抓，以免引起皮肤的细菌感染。

（4）儿童的湿疹如果结痂比较厚，可以在患处涂抹橄榄油或者芝麻油，可以软化痂皮，痂皮慢慢就会脱落。

（张丽霞）

问题40：

湿疹人群需要防晒吗？

答案是肯定的。防晒是预防皮肤癌和皮肤光老化的重要手段，同时，日光中的紫外线会破坏皮肤屏障引起皮肤干燥，因此在防晒时也一定要做好保湿。

（1）湿疹人群如何防晒？

①硬防晒：遮挡性防晒是最安全、有效的方法，从外部隔绝紫外线才能从根本上防晒。穿着长袖衣裤、防晒服，使用遮阳伞，戴遮阳帽和太阳镜等，都可以阻挡日光的直接照射。

②软防晒：使用合适的防晒产品（包括物理防晒产品、化学防晒产品）。

（2）防晒产品标注的SPF、PA代表什么？

①SPF（sun protection factor）值：指日光防护系数，也称防晒指数。SPF值代表提供防护的时长，一般说来，防晒产品SPF值越高，所给予皮肤的保护时间越长。SPF15表示225分钟，SPF30表示450分钟，SPF50表示750分钟。

②PA（protection grade of UVA）值：能阻挡阳光中UVA长波的指数，代表防晒产品延缓皮肤被晒黑的等级。PA+表示低效防护，PA++表示中效防护，PA+++表示强效防护。在一般情况下，每多一个"+"，代表防晒产品延缓皮肤被晒黑的时间越长。

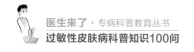
（3）SPF值和PA值是越高越好吗？

SPF值和PA值越高，防晒效果越好，同时，对皮肤造成的负担也越大。因此在室内、户外及不同的天气和季节情况下，可以选择不同保护系数的产品。

①通勤时间：选择SPF15、PA+的防晒产品。

②户外运动：选择SPF20、PA++的防晒产品。

③海边度假：需要选择SPF30以上、PA+++的防晒产品。

（4）选择物理防晒产品还是化学防晒产品好？

①物理防晒产品：仅覆盖在肌肤表面，并形成"防护膜"，像镜子一样反射紫外线，不需要吸收紫外线，因而不会刺激皮肤。物理防晒产品的优点：成分安全性高、稳定性好，对皮肤较温和，无须等待，可长时间反射紫外线。物理防晒产品的缺点：容易泛白，SPF值越高，产品就会越油，可能会导致皮肤代谢障碍、粉刺等问题。

②化学防晒产品：吸收紫外线并将其转化为热能释放，容易刺激皮肤。化学防晒产品的优点：质地轻薄不黏腻，使用感较好。化学防晒产品的缺点：光稳定性不佳，需要反复补涂，同时，只有在出门前30分钟涂抹，才能发挥防晒作用。

因此，湿疹人群的防晒应以硬防晒为主，软防晒为辅，二者相结合。

（张丽霞）

问题41：

得了湿疹，居家期间如何做好皮肤清洁？

在日常生活中，得了湿疹，正确洗浴至关重要，居家期间的皮肤清洁该怎么做呢？

（1）头皮与毛发清洁

水温以不超过40 ℃为宜，洗头的时间为5～7分钟，若头皮患有湿疹，请遵医嘱使用含二硫化硒的产品洗头。

（2）面部清洁

每天早晚都应清洗1次。提倡清水洁面即可。

（3）沐浴

用流动水冲洗皮肤即可，洗浴时勿用力搓揉皮肤，洗浴频率以每日或隔日一次为宜，水温不宜过高，洗浴温度建议在32～37 ℃，洗浴时间5～10分钟。

（4）手部、足部清洁

手心、手背、指缝、指尖和手腕、足趾间都需清洁到位。用温水冲洗双手后彻底擦干，并及时润肤。

（5）会阴部清洁

会阴部需每天常规清洁。此处皮肤薄嫩，在一般情况下用水清洗即可。女性若遇月经期，每日可1次或多次以流动温水冲

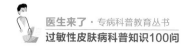

洗。外阴湿疹有渗液时建议使用成人护垫，切勿搔抓皮肤，以免继发感染。

（6）出现局部感染

遵医嘱使用含聚维酮碘的药水清洁患处，用清热解毒的中药局部或全身药浴。

（7）居家环境

为保持皮肤清洁，居家期间注意床单、被褥、枕套的清洗及更换，尽量在阳光下晾晒。

（吴长艳）

问题42：

得了湿疹为什么还要保湿？

皮肤是人体的"天然保护屏障"，在它的表面覆有一层皮脂膜，不仅能有效锁住皮肤水分，还能防止皮肤表面的细菌、真菌和病毒等进入人体而引发疾病。

冬季气候干燥，皮脂和汗液的分泌急剧减少，无法满足制造皮脂膜的需要，就会导致皮肤屏障功能受损，变得干燥、敏感、脆弱，更容易受到外界影响。再加上冬季暖气的使用和热水的烫洗，都可能会进一步加重湿疹的症状。

皮肤干燥引起的皮肤屏障受损，是诱发或加重湿疹的重要原因，因此，平时大家要做好皮肤保湿工作，尤其是有皮肤干裂、脱屑症状的患者，要做好以下3件事情。

（1）给空气适当加湿

冬季除了适当多喝水，也可以考虑在房间使用加湿器，增加空气相对湿度，使房间湿度保持在50%左右，以免出现皮肤干燥的情况，但如果室内比较潮湿阴冷，就不适合使用加湿器了，不然容易滋生病菌。

（2）不要过度清洁

干性皮肤或已经患有皮炎的人，在洗澡、洗脸时要慎用碱性强、含果酸和磨砂的洁肤产品，且水温不要过高，也不要用力搓洗，以免抑制皮脂和汗液的分泌，加剧皮肤损伤和干燥。

（3）选择合适的保湿剂

在洗手、洗澡后的3分钟内，应当尽快涂上保湿剂。适宜选用较为滋润的保湿剂，比如维生素B_{12}尿素乳膏等，且用量也要够大。

（张丽霞）

问题43：

湿疹处皮肤破了，流出黄色液体怎么办？

湿疹处皮肤如果破了，并出现流黄色液体的现象，可能是由于湿疹所产生的水疱破损以后形成明显的渗出性反应。所谓的黄色液体实际上是渗液所具有的颜色，患者如果出现了这种情况，需要及时地使用3%的硼酸溶液冷敷或者使用生理盐水冷敷，这样不仅能够促进局部的炎症消退，而且能够延缓局部的渗出性反应的发展，同时也可以配合外涂一些药膏，抑制这种渗液的继续发生。需要根据严重程度在医生指导下进行治疗。

（1）轻度

若湿疹处皮肤流黄色液体的程度较轻，伴有皮肤瘙痒、红斑等症状，可以用碘伏涂抹，进行无菌清创，在医生的指导下使用复方黄柏液涂剂，并口服复方甘草酸苷片、盐酸非索非那定片等药物进行治疗。

（2）重度

若湿疹处皮肤流黄色液体的程度比较严重，伴有剧烈瘙痒以及大量红斑，需在流黄色液体的皮肤区域采集液体，进行细菌培养加药敏试验，并根据试验结果在医生指导下选择敏感药物，如盐酸莫西沙星片，或遵医嘱外用弱效激素乳膏等药物。

专家总结

患者在治疗期间需注意避免抓挠患处，保持清淡饮食，保证充足的睡眠时间，避免不良情绪刺激，保持心情舒畅，注意个人卫生，避免劳累过度。

（张丽霞）

问题44：

得了湿疹还可以泡温泉吗？

如果是处于急性湿疹阶段，全身出现大面积红斑，渗液较多，有浆痂且瘙痒严重时，不建议去泡温泉，因为温泉中的硫黄等物质会对皮肤产生一定的刺激。在泡温泉时，温泉的热作用可能会导致湿疹皮损部位出现毛细血管扩张的现象，而这样的现象又会导致局部的炎症反应加重。

如果是慢性湿疹患者，泡温泉可能会造成这种湿疹的瘙痒处于激发状态，导致湿疹炎症反应更加明显。水温过高、泡的时间过长的话，会导致皮肤表面的油脂减少，这样就加速了患者皮肤的干燥、脱屑，引起瘙痒，甚至干裂出血，带来感染的风险，湿疹也会加重，因此也不建议长时间泡温泉。

除此之外，湿疹患者在日常生活当中，也要避免一些外界的刺激，比如剧烈搔抓、剧烈运动（汗液会刺激湿疹）或者使用一些刺激性的外用药物。湿疹对温度比较敏感，如果温度过高，很容易引起湿疹发作。建议平常要保持皮肤的清洁透气，尽量不要长期待在湿热的环境中。平常要多吃新鲜的蔬菜、水果等食物，可以促进身体的新陈代谢，预防湿疹反复发作；保持充足睡眠和身心轻松愉快，避免过度紧张、压力过大。

（张丽霞）

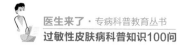

脚上长湿疹是什么原因？

脚上长湿疹，在医学上被称为足部湿疹，临床上较为常见，部分患者容易被误诊为足癣，部分患者还可同时患有手部湿疹。足部湿疹大多数与以下几种原因有关。

（1）接触过敏原

足部湿疹与过敏原的接触有关，尤其是与一些化学物品的接触，日常应做好足部的护理，避免足部湿疹的出现。

（2）食用会引起过敏的食物

足部湿疹的出现还与吃了一些会导致过敏的食物有极大的关系，容易引起湿疹的食物有鱼、虾、羊肉等，还有一些刺激性的食物也会引起足部的过敏现象。在日常饮食上应多注意，可减少足部湿疹的诱因。

（3）身体的原因

足部湿疹还与患者的身体状况有关，这样的情况尤其容易出现在一些过敏体质患者身体上。内分泌紊乱、过度劳累、精神过度紧张等情况，都可能诱发足部湿疹，所以在日常生活中患者应当多注意这些问题，放松精神，可以避免足部湿疹的出现。

与其他湿疹患者一样，足部湿疹患者大多存在过敏体质，在足部皮肤受到外伤及其他外界刺激（比如鞋袜过紧，出汗不畅，泥沙摩擦刺激，穿着塑料凉鞋，接触肥皂、洗衣粉及其他化学物质）等因素作用下而发病。皮损好发于足背和趾背，急性足部湿疹表现为密集的丘疹、水疱、红斑、糜烂等多形性损害，并伴有渗液、瘙痒、结痂等；慢性足部湿疹表现为局部皮肤浸润、肥厚、苔藓样变、皲裂等。

在治疗上，足部湿疹与其他部位湿疹相同，首先会使用氯雷他定、西替利嗪等抗组胺药进行止痒治疗，同时急性期常用3%硼酸溶液湿敷，湿敷后可外涂氧化锌油；慢性期可外用中效糖皮质激素制剂（比如曲安奈德乳膏、糠酸莫米松乳膏）治疗。

足部湿疹常呈慢性病程，目前难以治愈，但通过去除诱因、积极治疗，可有效缓解症状并减少复发，从而提高生活质量，故足部湿疹患者应寻求皮肤科专业医生的帮助，积极治疗。

（张丽霞）

问题46：

宝宝反复长湿疹怎么办？

婴儿湿疹是常见的一种皮肤疾病，在临床上也称为奶癣，这种疾病会影响到孩子的外表，如果湿疹特别严重，也会殃及孩子全身的皮肤。湿疹本身是过敏的皮肤表现，所以如果湿疹反复或者持续存在，就说明孩子还在持续接触过敏原，比如孩子对牛奶蛋白过敏，如果还一直给孩子吃普通奶粉，湿疹就没法根治或一直反复出现。需要根据宝宝自身的情况，在医生的指导下选择合

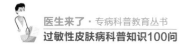

适的方式治疗，在一般情况下可以通过平日的护理、药物等方式
进行改善和治疗。

（1）饮食方面

如果孩子出现了湿疹，在哺乳期妈妈千万不要吃一些刺激性
食物。在治疗期间也不要给孩子吃一些刺激性食物。以清淡饮食
为主，低盐少油。而且在哺乳的时候妈妈也要经常清洗自己的乳
头，这样可以避免细菌入侵。

（2）坚持母乳喂养

妈妈有母乳，最好是坚持母乳喂养，因为母乳是孩子最好的
食物。

（3）避免接触过敏原

应避免让孩子接触过敏原和其他刺激性物质。在衣物方
面，要给孩子准备一些比较柔软的衣服，避免孩子受到粗糙织
物的刺激。在药物方面，可以遵医嘱给孩子使用一些软膏，但
是要先用清水将孩子患处清洗干净。

（4）改善生活环境

平时也要改善一下孩子的生活环境，不能让孩子生活环境太
潮湿，保持屋内空气清新，经常开窗使室内空气流通，以免过多
吸入屋内的尘螨、粉螨、灰尘、花粉等导致过敏。

（5）患处护理

避免热水烫洗患处，也不要用盐水、酒精、醋来涂抹患处。避免用手搔抓患处皮肤，造成局部感染。

（张丽霞）

| 实用技巧 |

想快速治好湿疹，可以这样做

对于湿疹，应早期治疗、早期控制。

为什么这样说？因为湿疹最开始的时候，局限在身体的某一部位，这个时候很多患者是不在意的，等到皮损影响生活、工作了，皮损面积比较大了，才会到医院就诊，这时想要治好就非常困难了。

建议患者一旦发现有局限性皮损就到医院就诊，在医生的指导下尽快控制皮损的进展。因为这个时候是比较容易治疗的，治疗周期也短。同时患者需要了解疾病的性质、可能的转归、疾病对机体健康的影响、有无传染性、各种治疗方法的临床疗效及可能的不良反应等，在医生的指导下寻找和避免环境中常见的过敏原及刺激物，避免抓挠。重视医生对衣、食、住、行、洗等生活各方面提出的注意事项与建议。

根据湿疹的分期进行综合治疗。湿疹分为急性期、亚急性期和慢性期，不同时期的皮损用药是完全不同的，要在医生的专业指导下，合理地选择适合的药物进行对症治疗。当皮损面积比较大、瘙痒症状比较明显的时候，除了外用药物，还会选择口服药物，常用的有抗组胺药及免疫抑制剂。对于一些慢性期皮损，局部苔藓样变、肥厚、粗糙，可以选择药物配合窄波紫外线治疗来缩短疗程。

湿疹患者应注意以下几点。

（1）避免诱发或加重因素

配合医生通过详细采集病史、细致体检、合理使用诊断试验，仔细查找各种可疑病因及诱发或加重因素，以达到去除病因、治疗的目的，如干燥性湿疹应注意保湿润肤，感染性湿疹应治疗原发感染等。

（2）保护皮肤屏障功能

湿疹患者皮肤屏障功能有破坏，易继发刺激性皮炎、感染及过敏而加剧皮损，因此保护屏障功能非常重要。应适当使用保湿润肤剂，预防并适时处理继发感染。

（3）注意生活作息规律，锻炼身体，增加身体的免疫力，全身的皮肤要注意保湿和修复

湿疹从整体上来说需要综合治疗，才能达到治疗较快、效果较好的效果。

（张丽霞）

问题47：

孕妇得湿疹对胎儿有影响吗？

有些准妈妈在孕期出现湿疹，不仅影响美观，而且不少准妈妈还会担心腹中宝宝会不会受到影响。那么孕妇得湿疹是不是真的会影响到胎儿呢？临床证明，湿疹本身对胎儿的影响有限，但是如果孕妇们迫切想要治疗好湿疹，胡乱用药，就会影响到胎儿健康。另外，孕妇如果患有湿疹，时不时地感觉到瘙痒，会影响正常休息，这样也是不利于宝宝发育的。再者，当孕妇抓挠患有湿疹的部位时，一不小心抓破皮肤是可能感染的，这样也会影响到自身和宝宝的健康。

当孕妇出现湿疹的时候，为了不让病情进一步恶化，引发更严重的问题，就需要注意下面这些事项，以保证自身及胎儿的健康。

（1）到医院就诊

最好是让医生查看，并主动告知既往病史，方便医生查找出病因，并给出确切有效的治疗方案。

（2）忌接触过敏原

只有保证不再接触过敏原并配合医生治疗，提高自身免疫力，慢慢就没有了排异反应，才能有效防止孕期湿疹。

（3）尽量避免外界刺激物和局部刺激

孕妇如果患上湿疹，要尽可能不抓，不用力摩擦，不用肥皂洗，避免因搔抓、摩擦和外界刺激使皮肤发热，更加奇痒难忍使得病情加重。

（4）饮食方面

忌过量食用海鲜和辛辣食物，要注意不饮酒，不喝浓茶、咖啡等刺激性饮品。在湿疹发作期，忌食海鲜等容易引起过敏的食物。

（5）居家环境

忌居家环境过于潮湿，要从日常生活做起，保持室内温度、湿度的适宜，床单、被套、枕巾要经常换洗，保持清洁，以免居家环境过潮导致细菌、病毒滋生，引起孕妇湿疹的发生和加重。

（6）勤换衣物

保持身体的干净清爽，以免衣物潮湿导致细菌滋生，引发湿疹。

综上所述，孕妇们如果患上了湿疹，千万不要因为担心影响美观而胡乱用药，必须在医生的指导下用药及进行日常调理。

（张丽霞）

问题48：

湿疹会传染吗？

湿疹是由多种内、外因素引起的炎症性皮肤病，而不是由病毒感染、细菌感染等原因引起的传染性疾病。湿疹实际上只是一种炎症和过敏反应，会导致患者瘙痒和红斑。部分患者还会出现大量小水疱，在疾病后期会出现糜烂和渗液。通过在疾病早期尽早治疗，可以有效缓解这种疾病。即使与患者直接皮肤接触，也不会被传染，因此没有必要担心湿疹传染。

湿疹虽然不传染，但是它所带来的危害也是很大的。一定要在发病初期积极治疗，以免湿疹继续发展而转为慢性皮肤病。

（张丽霞）

第五章

荨麻疹

当患者发现皮肤、黏膜出现红斑、风团并伴剧烈瘙痒时，应尽快前往皮肤科专科门诊就诊，以明确是否患有荨麻疹及可能存在的诱因。少部分荨麻疹患者可伴有恶心、呕吐、腹痛、腹泻、胸闷及喉梗阻等症状，一旦出现这些症状，应立即前往医院急诊科就诊，接受紧急处理和治疗，避免危及生命。

荨麻疹的定义

荨麻疹俗称"风疹块""风疹团"或"风疙瘩",是一类以皮肤、黏膜水肿性改变和剧烈瘙痒为主要表现的免疫相关性皮肤病,约20%的患者还可伴有血管性水肿(图5-1)。

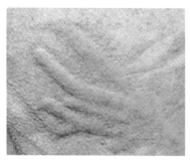

图5-1　典型的荨麻疹红斑、风团
(杨戈供图)

荨麻疹在皮肤科是十分常见的瘙痒性皮肤疾病。在我国,荨麻疹的患病率约为0.75%,女性患病率高于男性。荨麻疹的发生一般比较突然,没有什么征兆,同一部位的皮损消退也比较快,通常可在24小时内消退,不留痕迹。多种因素可以诱发荨麻疹。

根据荨麻疹诱因的不同,荨麻疹可以分为自发性荨麻疹(无明确的诱因)和诱导性荨麻疹(有明确的诱因),前者可根据患者不同的病程分为急性自发性荨麻疹(简称急性荨麻疹,病程≤6周)和慢性自发性荨麻疹(简称慢性荨麻疹,病程＞6周)。诱导性荨麻疹可根据发病是否与物理因素(如压力、冷刺激或热刺激等)有关,进一步分为物理性荨麻疹和非物理性荨麻疹。物理性荨麻疹包括人工性荨麻疹(皮肤划痕症)、冷接触性荨麻疹、热接触性荨麻疹、延迟压力性荨麻疹、日光性荨麻疹以及振动性荨麻疹（血管性水肿）等，以上类型荨麻疹的发生分别与机械性切力、冷的物体刺激、皮肤局部受热、垂直受压、暴露于紫外线或可见光以及皮肤被振动刺激等物理因素诱导相关。非物理性荨麻疹包括胆碱能性荨麻疹、水源性荨麻疹以及接触性荨麻疹等，以上类型荨麻疹的发生分别与皮肤受热刺激（如运动或摄入辛辣食物）及情绪激动，接触水，接触特定物质等诱因有关。

同一患者可共同存在两种或两种以上类型荨麻疹，如慢性荨麻疹合并胆碱能性荨麻疹。由此可见，荨麻疹的病因或诱因是较为复杂的，与急性荨麻疹相比，慢性荨麻疹的病因或诱因一般更难以明确。

（杨戈）

荨麻疹的症状

荨麻疹的基本皮损是风团伴剧烈瘙痒。患者常先有皮肤瘙痒，随即出现风团，也可先出现风团之后出现皮肤瘙痒。风团常呈鲜红色或苍白色、皮肤色，为皮肤、黏膜局限性的水肿和隆起，少数患者有水肿性红斑。风团的大小和形态不一，发作时间不定。部分体内伴感染的患者，风团可呈现环状、肾形、花环状或马蹄形等特殊改变。风团逐渐蔓延，可融合成片，由于真皮乳头水肿，可见表皮毛囊口向下凹陷呈橘皮样改变。同一部位风团可持续数分钟至数小时，通常可在24小时内消退，不留痕迹。皮疹常反复成批发生，部分患者风团发作可集中在某一时间段，如傍晚。也有患者风团的发作毫无规律。风团常泛发，亦可局限。高度水肿的风团表面偶尔可形成大疱。

除风团外，约20%的荨麻疹患者可伴发血管性水肿，后者表现为突然发生的、位于皮肤深层或黏膜部位的水肿，多见于皮肤较为松弛的部位，如眼睑、口唇及外阴等部位，常伴有刺麻、烧灼或胀痛感，消退时间一般较久（可达72小时甚至更久）。血管性水肿的存在往往预示荨麻疹病情较重、病程较长，需引起重视。

除了皮肤、黏膜损害之外，部分患者因累及内脏可伴有头痛、头胀、恶心、呕吐、腹痛、腹泻、呼吸困难，严重患者甚至引发过敏性休克而出现胸闷不适、面色苍白、心率增快、脉搏细弱、血压下降、呼吸短促等症状。伴有此类明显症状的荨麻疹患者，需要立即至医院急诊科就诊，紧急处理相关症状，避免危及生命。

另外，一些特殊类型或少见类型荨麻疹可有特定的临床表现。

（1）人工性荨麻疹（皮肤划痕症）

患者皮肤在搔抓或接受机械性切力后1～5分钟局部形成条状风团（见图5-2）。

（2）冷接触性荨麻疹

遇到冷的物体（包括空

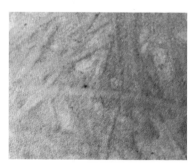

图5-2　患者搔抓皮肤后出现水肿的抓痕（杨戈供图）

气、液体等），在接触部位形成风团。

（3）热接触性荨麻疹

患者皮肤局部受热后形成风团。

（4）延迟压力性荨麻疹

患者在皮肤垂直受压后30分钟至24小时局部形成红斑样深在性水肿，可持续数天。

（5）日光性荨麻疹

患者皮肤暴露于紫外线或可见光后出现风团。

（6）振动性荨麻疹

患者皮肤被振动刺激后数分钟出现局部红斑和水肿。

（7）胆碱能性荨麻疹

患者皮肤受热刺激，如运动、摄入辛辣食物，或在情绪激动时发生直径为2～3 mm的风团，周边有红晕。部分患者还可能出现乙酰胆碱引起的其他全身症状。

（8）水源性荨麻疹

患者皮肤接触水后出现风团。

（9）接触性荨麻疹

皮肤接触一定物质后出现瘙痒、红斑或风团。

（杨戈）

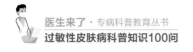
荨麻疹的病因或诱因

荨麻疹的病因或诱因是比较复杂的，依据诱因来源不同通常分为外源性诱因和内源性诱因。

（1）外源性诱因

如物理因素（如摩擦、压力、日晒、温度变化等）、食物因素（如鱼虾和禽蛋等动物蛋白类、蔬果类、酒及其他饮料、食品添加剂等）、吸入物因素（如植物花粉、尘螨、霉菌孢子、动物皮毛等）、药物因素（如免疫介导的包括青霉素、磺胺类药物、血清制剂、各种疫苗等，非免疫介导的包括吗啡、可待因、阿司匹林等）、植入物因素（如骨科用钢板或钢钉及节育器、人工关节、吻合器、心脏瓣膜等）。

（2）内源性诱因

包括急性或慢性隐匿性感染（如细菌、真菌、病毒、螺旋体、寄生虫等感染）等引起的自身炎症反应、自身免疫反应等，运动、劳累或精神紧张也可作为荨麻疹的内源性诱因。与急性荨麻疹相比，慢性荨麻疹一般更难以明确相关的病因或诱因。

体内多种免疫细胞和炎症介质参与了荨麻疹的发病过程。肥大细胞是荨麻疹发病过程中最为关键的效应细胞，可通过免疫性和非免疫性机制诱导活化后释放炎症介质导致荨麻疹的发生和发展。其中，过敏原特异性IgE与其高亲和力受体（Fc ε RI）结合并激活肥大细胞的Ⅰ型变态反应是引起荨麻疹发生的重要免疫机制。除此之外，与荨麻疹发病相关的其他免疫机制还包括Ⅰ型及Ⅱb型自身免疫反应。Ⅰ型自身免疫反应的特征表现为存在多种自身抗原，如甲状腺过氧化物酶，可和IgE自身抗体交联；Ⅱb型自身免疫反应的特征是存在针对IgE或FcεRI的IgG自身抗体，上述两类自身免疫机制都可引起肥大细胞活化脱颗粒，释放组胺等炎症介质导致荨麻疹的发生。非免疫性发病机制包括直接由肥大细胞释放剂或食物中小分子化合物诱导的假过敏原反应，或非甾体抗炎药改变花生四烯酸代谢等相关机制。上述不同发病机制使得肥大细胞脱颗粒，导致组胺、肿瘤坏死因子α、IL-2、IL-3、IL-5、IL-13以及白三烯C4、白三烯D4和白三烯E4等多种炎症因子产生，作用于皮肤、黏膜的小血管，使其扩张及通透性增加，从而参与和影响荨麻疹发生、发展、预后和治疗反应。

当然，还有其他免疫细胞参与了荨麻疹的发生和发展。嗜碱性粒细胞、嗜酸性粒细胞、B淋巴细胞和T淋巴细胞的参与使荨麻疹的炎症反应更为复杂，而非组胺依赖性的炎症反应是抗组胺药治疗抵抗的基础。近年来研究还发现，2型炎症也参与了慢性荨麻疹的发病。2型炎症通路中Th2及其相关细胞因子可能在其中发挥一定作用。此外，其他因素如维生素D水平不足或缺乏、凝血系统异常激活也被认为参与荨麻疹的发病。少数荨麻疹患者肥大细胞活化的机制并不清楚，甚至其发病可能不依赖肥大细胞。

（杨戈）

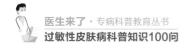

为什么在运动后或情绪紧张时会长荨麻疹？

　　胆碱能性荨麻疹的诱因与皮肤受热刺激（如运动或摄入辛辣食物），情绪紧张、激动有关。所以，部分患者在运动后或情绪紧张时也是可能会长荨麻疹的。有流行病学调查显示，这种类型的荨麻疹患者以青年人居多。

　　那么此类与运动或情绪紧张有关的胆碱能性荨麻疹究竟是怎么发生的呢？

　　我们知道，荨麻疹发生机制中最重要的一条就是各种诱因作用于我们体内的免疫细胞，特别是肥大细胞膜上的相关细胞因子受体和IgE受体，使得肥大细胞自身细胞内的颗粒脱出细胞膜外并释放组胺和其他炎症介质，上述炎症介质作用于患者的皮肤、黏膜的小血管，使其扩张及渗透性增加而出现一种局限性水肿反应，临床上即表现为荨麻疹的红斑和风团，并伴有剧烈瘙痒。胆碱能性荨麻疹患者在运动后或情绪紧张时，体内深部温度上升，使胆碱能神经活化发生冲动而释放乙酰胆碱，后者可作用于患者的嗜碱性粒细胞和肥大细胞，促进上述免疫细胞内的环磷酸鸟苷（cGMP）的水平增高致释放组胺而发病。此类荨麻疹的皮损以皮肤受热刺激（如运动、摄入辛辣食物）或情绪紧张、激动时发生直径2～3 mm的风团，周边有红晕为主要表现。由此可见，胆碱能性荨麻疹患者除了上述荨麻疹的典型临床表现之外，还可能出现乙酰胆碱引起的其他症状（如流涎、脉缓、头痛、瞳孔缩小及痉挛性腹痛、腹泻等），头晕严重者可致晕厥。胆碱能性荨麻疹的治疗以避免诱因、常规抗组胺治疗为主，必要时进行抗乙酰胆碱治疗，其他特殊治疗包括：逐渐增加洗澡水温和运动量；联合酮替芬1 mg，每日1～2次，等。

（杨戈）

问题50：

得了急性荨麻疹怎么办？

荨麻疹虽然通常可根据典型的风团伴瘙痒和（或）血管性水肿的症状做出诊断，但是仍需注意和其他表现为风团的疾病相鉴别，后者主要包括荨麻疹性血管炎。另外，急性荨麻疹还应与荨麻疹型药物性皮炎、丘疹性荨麻疹、严重过敏反应、败血症、遗传性血管性水肿、获得性血管性水肿等鉴别；慢性荨麻疹还应与血清病样反应、肥大细胞增多症、大疱性类天疱疮、嗜中性荨麻疹性皮病、全身炎症反应综合征等鉴别。因此，当患者发现皮肤、黏膜出现红斑、风团伴剧烈瘙痒时，应尽快至皮肤科专科门诊就诊，明确是否患有荨麻疹及可能的诱因。小部分伴有恶心、呕吐、腹痛、腹泻、胸闷及喉梗阻等症状的荨麻疹患者，应立即前往医院急诊科就诊并接受紧急处理，以免危及生命。

部分荨麻疹患者尚需完善相关检查进一步明确诱因、合并症或严重程度。下面以急性荨麻疹为例，我们来看看可能需要完善的相关检查。

急性荨麻疹通常有自限性，可根据病史和相关临床表现针对性寻找诱因或病因，需通过检查血常规初步了解发病是否与感染相关。若急性荨麻疹发作期间合并如胸闷、气促、腹痛、腹泻、休克等呼吸、消化、循环系统症状时，或在其他必要情况下，可根据临床实际情况，完善相关实验室检查，包括血常规、C反应蛋白、降钙素原、粪隐血、血（尿）淀粉酶、D-二聚体等，必要时可进一步完善影像学检查，监测患者生命体征等，以避免出现漏诊、误诊及其他不良后果。

治疗方面，明确诊断的荨麻疹患者首先应尽可能发现并去除病因或诱因，治疗可能存在的合并症，后者如各种感染。避免接触易导致荨麻疹发生的因素，如鱼、虾、杧果等易致敏食物，以及花粉、尘螨、动物皮毛、霉菌孢子等吸入性过敏原等。注意饮食清淡，避免饮酒和剧烈运动等。荨麻疹这类疾病以系统用药为主，外用药为辅。药物治疗方面主要选择抗组胺及抗炎、抗过敏药物，包括地氯雷他定、左西替利嗪、西替利嗪、依巴斯汀、非索非那定、复方甘草酸苷、酮替芬、苯海拉明等，必要时联合用药，选择和使用药物一定要在医生指导下进行；外用药包括炉甘石洗剂等。荨麻疹病情易反复，患者需要遵医嘱规律治疗。在患者症状严重，如伴有腹痛、腹泻、呼吸困难等消化、呼吸系统症状时，可选择系统性使用糖皮质激素治疗。对于急性荨麻疹伴休克或严重荨麻疹伴喉头血管性水肿患者，应按照严重过敏反应，根据症状使用糖皮质激素或肾上腺素等进行救治；必要时需请相关专科会诊处理。部分病情迁延患者的治疗详见问题51。

（杨戈）

得了慢性荨麻疹怎么办？

慢性荨麻疹属于自发性荨麻疹，指病程＞6周的荨麻疹。与急性荨麻疹相比，慢性荨麻疹一般更难以明确相关的病因或诱因。出现慢性荨麻疹症状的患者首先需要到皮肤科专科门诊就诊，明确诊断和可能的诱因，并排除可能出现与慢性荨麻疹症状类似的其他疾病，如血清病样反应、肥大细胞增多症、大疱性类天疱疮、嗜中性荨麻疹性皮肤病、自身炎症反应综合征等。

由于慢性荨麻疹病因及发病机制更为复杂，部分患者尚需完善相关检查以明确可能的诱因、疾病严重程度及合并症等。根据《中国荨麻疹诊疗指南（2022版）》的建议，在必要时可选择性进行以下相关实验室检查，如血常规、C反应蛋白和（或）红细胞沉降率、总IgE、D-二聚体、抗核抗体、抗甲状腺过氧化物酶IgG抗体、抗甲状腺球蛋白IgG抗体、维生素D、过敏原筛查、幽门螺杆菌感染检测、自体血清皮肤试验及其他必要的相关检查，以尽量找出可能的致病因素。其中，IgE介导的过敏原筛查可提示机体对特定吸入物及食物等因素的敏感性，其结果对明确荨麻疹发病诱因有一定参考价值，但由于目前过敏原筛查的品种十分有限，故对多数慢性荨麻疹发病诱因的提示作用仍较为有限。患者还可以做"过敏原笔记"，时刻观察和记录日常生活中可能诱发或加重慢性荨麻疹的食物、环境、物理、微生物等因素，作为过敏原筛查的补充，指导患者尽可能避免慢性荨麻疹的诱发或加重，促进疾病的尽快好转和减少复发。

治疗方面，明确诊断的慢性荨麻疹患者首先应尽可能发现并去除病因或诱因，治疗可能存在的合并症，如各种感染。避免接触易导致荨麻疹发生的因素，如鱼、虾、杧果等易致敏食物，以及花粉、尘螨、动物皮毛、霉菌孢子等吸入性过敏原等。注意饮食清淡，避免饮酒和剧烈运动等。药物治疗方面，《中国荨麻疹诊疗指南（2022版）》推荐使用标准剂量的第二代抗组胺药作为慢性荨麻疹的一线治疗药物。常用的第二代抗组胺药包括西替利嗪、左西替利嗪、氯雷他定、地氯雷他定、非索非那定、阿伐斯汀、依巴斯汀、依美斯汀、依匹斯汀、咪唑斯汀、苯磺贝他斯汀、比拉斯汀、奥洛他定、卢帕他定等。若病情控制欠佳，根据患者情况可联合用药。上述指南建议和强调使用第二代抗组胺药治疗慢性荨麻疹，需足量、足疗程、规律用药，而非按需用药，即起始治疗时须每日规律治疗，根据病情恢复情况调整用药种类、治疗剂量和用药间隔时间。慢性荨麻疹治疗的疗程至少需要3个月，因此，慢性荨麻疹患者需要定期到皮肤科门诊复诊，调整用药种类、治疗剂量和用药间隔时间。对第二代抗组胺药无应答或不耐受的慢性荨麻疹患者，可能需要采用其他药物治疗，如奥马珠单抗治疗、环孢素治疗、雷公藤制剂治疗等。以上药物治疗需专科医生严格评估适应证和禁忌证后才能使用。与急性荨麻疹不同，糖皮质激素仅建议在慢性荨麻疹急性加重时短期系统性使用，以缓解严重的急性症状。

（杨戈）

问题52:

慢性荨麻疹的日常护理该怎么做？

慢性荨麻疹的日常护理如下。

（1）衣物方面

穿棉质、宽松衣服，避免穿化纤、毛织类衣物。日光性荨麻疹患者要穿长袖、长裤，避免穿暴露的衣服。

（2）饮食方面

禁烟、酒。避免辛辣食物及海鲜、坚果等。可观察疑似致敏的食物。

（3）洗浴方面

洗澡水温约为35℃，避免洗澡时间过长或频繁，避免使用碱性肥皂或沐浴露。洗澡后可使用润肤乳，保护皮肤屏障。

（4）药物治疗方面

规范使用第二代抗组胺药，如氯雷他定、西替利嗪等应足量、足疗程、规律用药。此类药物有头晕、嗜睡等不良反应，因此服药后应避免高空作业、开车等需集中注意力的工作。在医生

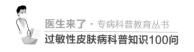
的指导下使用奥马珠单抗、糖皮质激素、环孢素等治疗，外用炉甘石洗剂。

（5）避免搔抓

修剪指甲，避免搔抓皮损后皮肤破溃，引起皮肤感染。

（6）心理方面

保持心情愉悦，加强锻炼，提高抵抗力。

（钟陈萍）

问题53：

荨麻疹有什么危害吗？

荨麻疹是皮肤科常见的瘙痒性疾病，不同患者病情严重程度差别较大，属于可轻可重的一类免疫相关性疾病。不同严重程度的荨麻疹对患者存在不同程度的影响和危害。

（1）对学习、生活、工作和心理的影响

荨麻疹患者最主要的主观不适表现为皮损瘙痒难忍，这在一定程度上会影响患者的日常学习、生活和工作。皮损可伴有水肿，也可能影响患者的社交活动。特别是慢性荨麻疹，病情迁延不愈，严重影响患者的正常学习、生活和工作。部分患者瘙痒剧烈，甚至影响夜间睡眠，这对于儿童的生长发育，以及伴有慢性基础疾病的老年患者的康复也是不利的。长此以往，部分患者可能产生心理问题。

（2）严重时可危害生命

很多人都认为荨麻疹只是一种小小的过敏性瘙痒性疾病，对此不以为意，未能引起足够的重视。实际上，如果荨麻疹发生在胃肠道黏膜、喉头和支气管等部位，可引起恶心、呕吐、腹痛、腹泻、喉头水肿、胸闷、呼吸困难等消化道、呼吸道症状，严重的呼吸困难会导致窒息，危及生命。另外，部分荨麻疹患者还可发生过敏性休克，出现胸闷不适、面色苍白、心率加快、脉搏细弱、血压下降、呼吸短促等症状，进而危及生命。因此，伴有明显系统症状的荨麻疹患者需要紧急就医处理。

（3）引起其他并发症

荨麻疹若不进行及时的治疗，可能诱发其他并发症，最常引起的是消化系统的疾病，会出现恶心、呕吐、腹泻等胃肠功能紊乱症状，部分患者可出现便血等消化道出血症状。如出现过敏性休克未及时治疗，还可能遗留器官缺血、缺氧引起的相关并发症，此外，还可能诱发其他内脏的疾病和自身免疫性疾病。

（杨戈）

问题54：

荨麻疹会传染吗？

荨麻疹是一类以皮肤、黏膜水肿性改变和剧烈瘙痒为主要表现的免疫相关性皮肤病，本身不具有传染性。虽然部分荨麻疹患者具有系统症状，如发热、恶心、呕吐、腹痛、腹泻等，可能与某些传染性疾病症状重叠或相似，但荨麻疹本身不具有传染性。当然，部分合并感染或者由感染性疾病或传染病诱发的荨麻疹，可能具有传染性，但此传染性是由患者本身的感染性疾病或传染病所致，与荨麻疹本身无关。

（杨戈）

问题55:

荨麻疹为什么总是反复发作?

荨麻疹患者的皮损总是反复发作，那么到底是什么原因导致荨麻疹反复发作呢?

（1）病因及发病机制

荨麻疹属于过敏性皮肤病，大部分患者发病与接触过敏原或特定诱因有关。如前所述，过敏原在进入患者体内后，可通过多种途径激活多种免疫反应诱发荨麻疹。如过敏原在体内未完全代谢干净，或者激活的炎症介质未被完全灭活或代谢干净，都可持续激活相关免疫反应使荨麻疹持续发作，表现为皮损的反复发作。还有部分患者与自身免疫性疾病有关，在相关疾病未得到完全控制时，也会使荨麻疹反复发作。还有部分患者的过敏原为在日常生活中不能完全避免的过敏原，如尘螨。在诱因未完全去除或耐受情况下，均可使荨麻疹反复发作。

（2）治疗方面

目前治疗荨麻疹的方法主要是在荨麻疹发生后，用药物控制或对抗已经产生的与荨麻疹发病相关的炎症介质对人体组织的影响，如减轻组胺对皮肤、黏膜小血管通透性和渗出性的影响等，并不能使患者对过敏原不再过敏或对诱因耐受。因此，当患者再次遇到过敏原或诱因时，荨麻疹可再次发生，也在临床上表现为荨麻疹的反复发作。当然，针对部分类型的荨麻疹，亦可开展某些脱敏治疗，如《中国荨麻疹诊疗指南（2022版）》中指出的对冷接触性荨麻疹患者的"冷水适应性脱敏"、对日光性荨麻疹患者的"UVA或UVB脱敏治疗"等，不过对于大多数荨麻疹患者而言，能开展的脱敏治疗十分有限。

（3）疾病类型

与急性荨麻疹相比，慢性荨麻疹一般更难明确相关的病因或诱因，其发病机制更为复杂。这在一定程度上使患者难以识别诱因，使皮损反复发作。另外，部分慢性荨麻疹患者未能给予足够重视，治疗不规律或用药不足量，也是导致患者病情反复发作的原因之一。

（杨戈）

问题56：

荨麻疹急性发作怎么办？

荨麻疹的急性发作包括两方面，一方面是急性荨麻疹的急性加重期或高峰期改变，另一方面是慢性荨麻疹的急性发作。

（1）急性荨麻疹的急性加重期或高峰期改变

首先应积极就医，搜寻可能存在的诱因及合并症，避免诱因，积极控制合并症，尤其是感染。积极完善血常规等相关检查排查感染。若急性荨麻疹发作期间合并腹痛、腹泻、胸闷、气促、休克等消化、呼吸、循环系统症状，或在其他必要情况下，可根据实际情况选择完善相关实验室检测指标，如血常规、C反应蛋白、降钙素原、粪隐血、血（尿）淀粉酶、D-二聚体等，必要时可进一步完善影像学检查，监测患者生命体征等，以避免出现漏诊、误诊及其他不良后果。在治疗上积极进行抗组胺及抗炎、抗过敏治疗，积极处理合并症和并发症。《中国荨麻疹诊疗指南（2022版）》中指出：急性荨麻疹用药首选第二代抗组胺药，必要时可加量或联合用药；在症状严重，如伴有腹痛、腹泻、呼吸困难等消化、呼吸系统症状时，可选择系统性使用糖皮质激素治疗；对于急性荨麻疹伴休克或严重荨麻疹伴喉头血管性水肿患者，可参考严重过敏反应，根据症状使用糖皮质激素或肾上腺素等进行救治；必要时需请相关专科会诊处理。

（2）慢性荨麻疹急性发作

患者需尽快到皮肤科门诊复诊，积极搜寻本次急性加重的诱因，如合并感染、药物不耐受、过敏原的接触和暴露等，完善相关实验室筛查，并积极控制或去除诱因，调整治疗药物种类、剂量和用药间隔时间。对急性症状的控制用药同上述急性荨麻疹的处理。

（杨戈）

问题57：

荨麻疹一旦得了就好不了吗？

大多数荨麻疹患者通过正规治疗是可以治好的。

荨麻疹分为急性荨麻疹（病程≤6周）和慢性荨麻疹（病程>6周）。急性荨麻疹较常见，20%～30%的人一生中总会发生一次急性荨麻疹，它通常为过敏反应，是一过性的，通过药物治疗控制急性症状并脱离诱因之后，它就被治愈了。

慢性荨麻疹则病程较长，会反复发作。慢性荨麻疹的病因非常复杂，可能与一些持续性的外源性或内源性因素有关，也可能与免疫系统紊乱有关，很难找到确切原因，所以较难直接从避免病因来控制，通常需要较长时间的药物治疗。如果第二代抗组胺药（比如氯雷他定、地氯雷他定、枸地氯雷他定、西替利嗪、左西替利嗪、依巴斯汀、非索非那定等）不能控制症状，可能还需要使用生物制剂治疗。由于病情易反复，整个治疗疗程较长，根据《慢性自发性荨麻疹达标治疗专家共识（2023）》，如果标准剂量的第二代抗组胺药治疗1～2周可完全控制症状，需维持治疗3～6个月，然后开始逐渐减量。减量过程也很缓慢，可能长达数月甚至数年，部分患者在减量过程中会复发，则又要重新回到能完全控制症状的上一剂量，待控制症状后再减量。通过长时间的药物维持治疗及减量过程，大部分患者最终可以停药，但可能会有少数患者无法完全停药，需要小剂量间歇治疗来维持症状不复发。

（王倩）

问题58：

荨麻疹经治疗缓解者能用面膜吗？

对于荨麻疹正在发作的患者，不建议使用面膜。即使有患者通过规范化治疗后病情有一定程度的缓解，但仍有皮疹发作，也建议不使用面膜，尤其是脸上有皮疹的患者。如果通过治疗，荨麻疹已经治愈，则可以适当使用面膜。

建议在痊愈的初期，为尽量减少外源性刺激物的刺激，所以最好不使用含有各种香精、防腐剂、酒精的面膜，可以使用成分简单安全并且具有修复作用的医用面膜。如果病情已经稳定一段时间且没有复发迹象，则可以正常使用常规面膜。建议面膜每周外敷1～3次，时间在15～20分钟即可。

（王倩）

问题59：

得了荨麻疹可以打疫苗吗？

想要弄清得了荨麻疹能不能打疫苗的问题，我们需要先了解一下荨麻疹的可能诱因。

荨麻疹是皮肤、黏膜由于暂时性血管通透性增加而发生的局限性水肿。其病因复杂，常见的诱因包括食物、呼吸道吸入物、皮肤接触物、病毒或细菌感染、药物等。

疫苗属于一类特殊的药物，通过刺激机体免疫系统产生特异性抗体，可有效防控传染病的发生和流行，为人民健康提供保障。疫苗的成分有抗原、佐剂、稳定剂、防腐剂等，其中主要的活性成分是抗原。疫苗的活性成分或疫苗中其他成分均可以引起变态反应，比如荨麻疹。

由上述可知，疫苗是荨麻疹发生的可能诱因（图5-3），所以在荨麻疹急性发作期，不建议进行疫苗注射，因为此时机体处于高敏反应状态，而疫苗又是一种容易致敏的药物，所以需暂缓注射。对于病情控制稳定的荨麻疹患者，经咨询医生后在确定对疫苗成分不过敏的情况下，可进行疫苗接种；若患者对疫苗成分过敏，则不能进行疫苗接种，以免诱发荨麻疹。

（王倩）

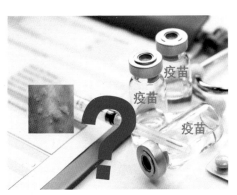

图5-3　疫苗是荨麻疹发生的可能诱因（王倩供图）

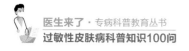

问题60：

一感冒荨麻疹就会复发或加重怎么办？

感冒诱发荨麻疹一方面可能和病毒感染或者继发的细菌感染相关，另一方面可能和感冒时的机体抵抗力降低或功能紊乱有关，所以一些患者一感冒荨麻疹就会复发或加重。针对这种情况，如果能减少感冒的发生，那荨麻疹的复发自然会减少。

那怎么样才能尽量不感冒呢？建议大家做到以下几点。

（1）增强自身抵抗力

平时注意锻炼身体，坚持进行一定量的有氧运动，如慢跑、快走、游泳、骑自行车等，通过这些运动可以增强抵抗力，减少感冒的发生。

（2）注意清洁卫生

勤洗手，不要用手随意触摸口鼻及眼睛。

（3）多喝水、合理饮食

不挑食，多吃富含维生素和微量元素的新鲜蔬菜和水果，少吃刺激性食物，不抽烟，不喝酒。

（4）避免交叉感染

在感冒多发季节，注意戴好口罩，尽量避免到拥挤的公共场所中活动，避免交叉感染。

（5）避免受凉

及时、适量地增减衣物。

（6）避免劳累

规律作息，保证充足的睡眠时间，尽量不熬夜。

总之，荨麻疹的诱因很多，增强抵抗力、养成良好的生活习惯对感冒诱发的荨麻疹有良好的预防作用。

（王倩）

问题61：

荨麻疹患者需要筛查过敏原吗？

在患上荨麻疹后，许多患者会怀疑自己是吃了某种食物导致过敏，所以他们常认为，通过做一个过敏原筛查，找出自己对哪种食物或哪种东西过敏，并在生活中注意避免接触或食用该物质，荨麻疹就会痊愈。但是很遗憾，这只是理想中的状态。

实际上，有些做过过敏原筛查的患者发现，有些检测出来的过敏原，可能是他们经常食用或者接触的，但是荨麻疹发作似乎与这些接触并无关系；或者是一些患者的荨麻疹症状明显，但过敏原筛查结果全是阴性。

荨麻疹的病因、诱因非常复杂，包括但不限于食物（比如鱼虾、蛋类、坚果、酒以及食品添加剂等）、药物、呼吸道吸入物（比如花粉、动物皮屑、粉尘、尘螨、挥发性化学品等）、微生物的慢性隐匿性感染（如幽门螺杆菌感染等）、劳累、精神紧张、自身免疫性疾病（系统性红斑狼疮、甲状腺疾病、炎症性肠病等）。由于荨麻疹病因、诱因的复杂性，而且我们每天接触的物质非常多，无法将所有接触物或摄入物都做成过敏原试剂盒，所以过敏原筛查并不是荨麻疹患者的常规检查项目。

（王倩）

问题62：

孕妇得了荨麻疹对胎儿有影响吗？

孕妇患有荨麻疹一般对胎儿影响不大。

荨麻疹是一种常见的，以时发时消的风团、水肿性红斑为主要表现的皮肤病，没有遗传性，也没有传染性。如果孕妇症状不重，通常对胎儿影响不大，但如果症状严重，影响到呼吸、胃肠道，导致喉头水肿、呼吸困难、腹痛、腹泻，甚至是引起过敏性休克等危急情况，可能会对胎儿有影响，因为发生过敏性休克等情况的孕妇会出现缺血、缺氧，导致对胎儿的供血不足，造成宫内窘迫，所以需要就近及时治疗。

此外，由于荨麻疹一般伴有明显的瘙痒症状，尤其慢性荨麻疹会反复发作，这可能导致孕妇休息欠佳，而且患荨麻疹后很多人可能会不科学忌口，造成营养物质摄入不足，这些情况就可能通过影响孕妇的饮食、睡眠及情绪对胎儿生长发育造成影响。

还有一些患者在怀孕期间由于病情需要服用治疗荨麻疹的

药物，这些药物若使用不恰当就可能会对胎儿有不良影响，比如异丙嗪和羟嗪在动物实验中有致畸性，在孕期就不能使用。目前荨麻疹常用的部分第二代抗组胺药属于妊娠B类药物（指在动物生殖实验中未显示对动物胎儿有危害，但无孕妇对照研究，或在动物生殖实验中显示有副作用，但在早孕妇女的对照研究中不能肯定其副作用的药物），相对安全性较高。建议患者在需要用药时咨询医生及药师，在非必要时或者孕早期尽量避免系统性使用。

（王倩）

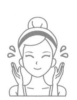

第六章

季节性面部皮炎

季节性面部皮炎往往容易在春季或者是冬春换季时出现，皮肤表现尤为明显而且症状多样，除了减少接触过敏原避免再次过敏，日常还可以通过保持良好的生活习惯、合理护肤、恰当防护、积极治疗来减少发作，甚至获得皮肤状态的长期稳定。

季节性面部皮炎的定义

季节性皮炎是泛指皮炎每次的发生和加重都与季节的更替有关的一类过敏性疾病。例如春季皮炎主要是空气中的花粉、尘螨所引起的过敏症状（图6-1）。

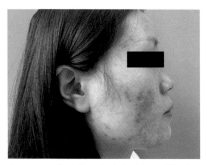

图6-1 典型的面部皮炎（杨雁供图）

夏季皮炎往往是由夏季高温、强烈的紫外线导致的皮肤损伤。冬季引起的季节性皮炎，可能与皮肤油脂分泌较少、皮肤干燥有关，所以一年四季都有可能发生季节性皮炎。

当发生季节性皮炎时，直接暴露在外的面部皮肤表现尤为明显，因此，季节性面部皮炎是特指以面部皮肤过敏表现为主的，有季节性反复加重特性的过敏性疾病。

（杨雁）

季节性面部皮炎的症状

季节性皮炎往往容易在春季或者是冬春换季时出现，尤其是在春暖花开的时候，空气中的过敏原非常多，包括高温暴晒、花粉、尘螨、柳絮等，很容易导致患者出现过敏反应。尤其直接暴露在外的面部皮肤表现尤为明显而且症状多样：轻者出现红斑、丘疹，伴瘙痒、烧灼、干燥、紧绷等不适，严重者可以出现针尖大小水疱、糜烂、渗出、结痂、脱皮。对于面部组织疏松的部位如眼周，甚至可以出现明显水肿。

不良的生活习惯或者日常皮肤护理不当，尤其当身体免疫力降低时，更容易加重季节性皮炎症状；季节性皮炎反复发作，又会反复地损伤皮肤正常的屏障功能，使肌肤更敏感，从而导致季节性皮炎迁延不愈、反复发作，直至形成恶性循环。

（杨雁）

季节性面部皮炎的诱因

季节性面部皮炎的诱因有很多。

（1）阳光暴晒或紫外线照射

阳光暴晒或者紫外线照射，对患者的皮肤有一定的损伤，特别是经常裸露在外面的皮肤表面。如果再加上不慎食入某些光敏性食物，如灰菜、无花果、芥菜、茴香、木耳、芹菜、香菜、香菇、雪菜、菠菜、莴苣、苋菜、紫云英、菠萝、杧果、柠檬、蜜橘、柚子等；或服用了某些光敏性药物，如磺胺类药物、阿司匹林、四环素、马来酸氯苯那敏、口服避孕药、雌激素等，这些因素可能会叠加对皮肤，尤其是暴露在外的面部皮肤的损伤，出现瘙痒、红肿、丘疹或者水疱，严重影响皮肤健康。如果不进行合理的治疗，还可能会引起色素沉着，出现晒斑，加重黄褐斑、雀

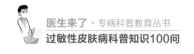

斑等，损伤皮肤正常的屏障功能，使肌肤更敏感，从而诱发季节性面部皮炎反复发作。

（2）温度和湿度变化

开春或换季时，户外骤然的高温、暴晒，或者每天长时间在室内封闭空间中开空调，都会导致皮肤角质层水分缺失严重，从而引起皮肤表面水脂代谢的紊乱，使皮肤对外界温度和湿度变化的抵抗力下降。如果温度、湿度骤然变化，会使已经受损的皮肤屏障雪上加霜，继而加重不同程度的皮肤过敏反应，诱发季节性面部皮炎，或使其加重和反复发作。

（3）过敏性因素

春季花粉、柳絮明显增多，如果平时不注意皮肤护理，面部暴露皮肤接触这些致敏性物质，引起局部皮肤瘙痒和皮肤过敏反应，从而引起季节性面部皮炎。

季节性面部皮炎的发病率较高，一般都是由上述诱因加上不良的生活规律或者日常皮肤护理不当而诱发，尤其当身体免疫力降低时，季节性皮肤过敏症状更容易加重，直至迁延不愈。

（杨雁）

问题63：

季节性面部皮炎患者需要查过敏原吗？

对于反复发作的季节性面部皮炎，患者是可以考虑查过敏原的。

　　有些人认为查找过敏原，首先不一定查得出来或查得全面；其次，查到过敏原也不一定能够治疗。这种说法有一定道理，但不是完全正确的。对于过敏性疾病，积极地查找以及规避过敏原，是治疗中相当重要的一环。虽然现在的过敏原筛查有一定局限性，但是部分患者通过筛查可以及时地去发现、治疗以及规避。

　　食物引起的过敏反应，医学上有3种途径可以检测，即IgE介导、非IgE介导和混合介导。目前医疗上用于筛查过敏原的方法通常是检查IgE免疫介导的过敏原，也就是只有IgE引起的食物过敏才能够通过检测发现，而这种检测的阳性率不到20%。抽血查IgE、皮肤点刺试验（图6-2）是最常用的检测方式。抽血如果查到IgE为阳性，则证明有可能过敏。如果皮肤点刺试验阳性，不能够充分证明对某种食物过敏，但是，当皮肤点刺试验是阴性的时候肯定是对其不过敏的。

　　另外，还有吸入性过敏原的检测、光敏试验以及斑贴试验等，检查花粉、尘螨、动物毛发、紫外线、金属、化学成分等常见可疑致敏物质。

　　现在市面上的护肤品、化妆品花样繁多、良莠不齐，随着用户越来越注重对自身权益的保护，对此类产品的过敏鉴定需求也越来越多。尤其是针对面部使用的产品，它们是否是季节性面部皮炎的病因或诱因之一，还需要通过不同手段筛查对过敏原，以求能够在一定程度上避免再次过敏的发生。当然，我们还要关注反复发作的季节性面部皮炎对面部皮肤屏障造成的长期损伤，从

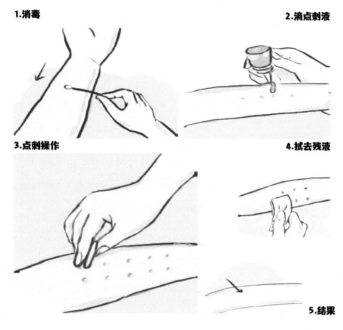

1.消毒　2.滴点刺液

3.点刺操作　4.拭去残液

5.结果

图6-2　皮肤点刺试验流程

而出现面部皮肤对物理刺激、化学物质以及通过食入、吸入、接触等途径进入体内的过敏原的敏感性普遍增强。此时，我们更需要关注的是面部皮肤屏障的修复。

（杨雁）

问题64：

换季皮肤过敏怎么办？

首先根据皮炎发生季节的不同寻找原因。春季皮炎，主要是由空气中的花粉和尘螨引发，外出时可以戴墨镜、口罩，避免吸入或结膜接触到空气中的致敏物。夏季皮炎要避免高温、潮湿的环境，注意防晒，尽量避免摄入光敏性的食物或光敏性的药物。冬季、秋季皮炎主要是由干燥引起的，要缩短洗澡的时间、降低洗澡频率，水温不要过高，减少沐浴露、香皂的使用，也不适宜使用硫黄软膏或泡温泉，以免皮肤变得更加干燥，加重瘙痒。

除了根据季节的特点来选择针对性预防方法外，具体的治疗方法还要根据季节性皮炎的症状对症治疗。例如，对于以瘙痒为主要症状的患者，除了润肤外，还可以口服相应的止痒药物；如果皮疹较重，应根据皮疹的特点选择适当的外用的药物以达到止痒的效果。对于重症皮肤过敏，局部出现红肿，已经形成水疱、搔抓破溃、有渗出的患者，可酌情联合使用激素类药物和抗组胺药进行系统性治疗，同时加强外用药物的使用，如生理盐水冷敷等。此外，还可配以氦氖激光、红黄光、舒敏之星等物理治疗手段促进皮肤修复。

（杨雁）

问题65：

春季为何容易发生过敏？

春季是百花争艳、万物复苏的季节，也是各类过敏性疾病的高发时期。天气转暖，病毒等微生物的繁殖都开始活跃，空气中的花粉、尘螨、风沙等多了起来，而人们的穿着变少，裸露在外的皮肤面积增加，引起过敏的概率也就大大增加。每年3月至5月，是季节性面部皮炎、过敏性鼻炎及过敏性哮喘的发病高峰期。

气传致敏花粉是室外空气中主要的吸入性过敏原之一，是诱发季节性面部皮炎、过敏性鼻炎和过敏性哮喘的主要原因。吸入花粉导致的过敏性鼻炎和过敏性哮喘并非必须直接接触到致敏的植物花粉才会发生。花粉主要是风媒传播，花粉在风中可以被传送至几百米到数千米之外的地方。对于过敏性疾病患者或过敏体质的人，到了每年春季，从3月开始，在过敏原的刺激下，血清IgE水平升高，就会相继出现不同程度的过敏反应。

皮肤敏感的人会在开春后出现皮肤瘙痒，面部皮肤干燥、脱皮，皮脂腺分泌过多导致皮肤起疹、发红等过敏表现。首先，皮肤为人体重要的免疫器官，在过敏原的刺激下，容易诱发急性荨麻疹或血管性水肿等过敏表现，其次就是呼吸道过敏症状，春季花粉过敏可诱发鼻痒、打喷嚏、流鼻涕、眼痒、咳嗽等过敏性鼻炎—哮喘综合征，这些症状酷似感冒，所以初发春季过敏的患者应注意将其与感冒相鉴别。

（杨雁）

问题66：

春季如何预防皮肤过敏？

春季天气干燥，万物复苏，是皮肤过敏的高发季节。春天预防皮肤过敏的要点如下。

（1）赏花游玩做好防护

一要戴上口罩，或是选择刚下过雨的时候出行，这时候空气中花粉含量是最低的；二要带上防晒物品如宽檐帽、墨镜、防晒霜、防晒衣等，防晒黑、防晒伤和防止紫外线过敏。

（2）居家清洁空调和纱窗

春季来临之前就应及时清理空调过滤器，必要时应更换可抵挡花粉的全新过滤网。窗户上也应安装可挡住花粉的纱窗。花粉是一种肉眼无法识别的东西，它会通过空气进入任何地方，如果它到达的地方灰尘很多，就会让其和灰尘混在一起难以清除。空气/花粉过滤器有助于除去空气中的花粉和霉菌。晾晒被褥，注意家里卫生清洁也很重要。

（3）维护好皮肤正常屏障功能

维护自身皮肤良好的水油平衡，应多补水，多修复。适当使用有益于皮肤屏障的修复水、修复乳、修复面膜，不宜频繁使用含酸类、磨砂类、角质剥脱剂的产品，有助于增强皮肤抵抗致敏物质的能力。

（4）提高自身抵抗力是很重要的

养成早睡早起的习惯，饮食结构要均衡，荤素搭配要恰当，多吃一些新鲜的水果、蔬菜。运动很关键，尤其是坚持散步、慢跑、打羽毛球等运动。

如果每年春天都会出现皮肤过敏的症状，需要提前备好自己常用的抗过敏药品。当然，如果是呼吸道过敏，还要备好抗过敏喷剂、洗鼻液等。如果已经经过检测明确了过敏原，如对猫毛、狗毛过敏，则不能喂养和尽量不接触有毛的宠物；如对花粉、柳絮过敏，则不能种植和尽量不接触同属的植物；如对紫外线过敏，则备好防晒物品，避免食用光敏性食物和使用光敏性药物。

（杨雁）

问题67:

宝宝得了季节性面部皮炎怎么处理？

宝宝得了季节性面部皮炎（图6-3），处理需遵循以下几方面。

（1）饮食方面

宝宝换喝脱敏奶粉或者水解奶粉；宝宝辅食搭配合理，科学喂养，提高抵抗力；哺乳妈妈饮食清淡，禁止摄入过敏性食物。

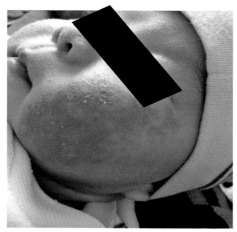

图6-3　宝宝的面部皮炎（杨雁供图）

（2）洗浴方面

宝宝少洗澡，适当减少外出，高温、闷、晒等都会加重病情。

（3）皮肤护理方面

宝宝多搽利于皮肤屏障恢复的保湿修复乳，在此基础上，根据症状轻重酌情使用中药类儿童外用制剂或弱效糖皮质激素制剂。

（4）衣物方面

给宝宝穿纯棉、宽松的衣服。

（5）居住环境

宝宝的居住环境要注意调节温度和湿度，保持环境卫生，衣服和各种床上用品要及时清洗、晾晒。

（杨雁）

问题68：

季节性面部皮炎患者怎么护肤？

季节性面部皮炎快速修复的第一步，是尽量去除过敏原，并且避免再次接触过敏原。第二步，应用抗过敏药物，外用非激素类药物或弱效激素类制剂短时间小剂量应用等（面部不建议使用强效激素类制剂）。第三步，在面部过敏之后，皮肤往往会出现烧灼、干燥、紧绷等不适，需要做好面部的补水保湿，修复受损

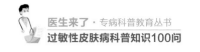

的皮肤屏障，可使用含有神经酰胺、透明质酸、生长因子等成分的针对"敏感肌"的护肤品，比如舒缓喷雾、保湿修复水、皮肤屏障修复乳、胶原蛋白面膜等。

（1）洗脸

如果发生季节性面部皮炎，可用温凉清水轻柔洗脸，尽快洗掉沾在脸上的花粉、尘螨、化妆品等可疑过敏原，防止继续刺激皮肤。在过敏期间，不建议使用洗面奶、洁面皂等洁肤产品，因为很多洁肤类产品含有十二烷基硫酸钠（SDS）、果酸、水杨酸等成分，以及香料、防腐剂等添加剂，很容易在面部皮肤屏障受损的基础上加重过敏症状。

（2）冷敷

皮肤过敏会导致脸上的小血管扩张，释放出一些炎性物质，让有季节性面部皮炎的脸变红、变热、发痒。冷敷能有效缩小扩张的血管，减少炎性物质的渗出，从而减轻过敏的症状。尤其在面部肿胀明显，甚至伴有渗出时，局部给予冷湿敷治疗，如外用生理盐水、3%硼酸洗液等进行多次局部冷湿敷，可以迅速对过敏皮肤起到镇静安抚、缓解肿胀症状的作用，并且建议在冷湿敷后外用一些具有舒敏作用的医用护肤产品进行相应的保湿。

（3）保湿

季节性面部皮炎一旦发生，正常的皮肤水油平衡会被破坏，出现紧绷、脱皮等症状。要想缓解过敏皮肤的干燥脱水，建议多吃一些水分较多的蔬果，适当多饮水，间断性地坚持补水，这样才能够有效减轻皮肤干燥的症状；另外准备一些温和的保湿水或者喷雾，比如含有芦荟、透明质酸、神经酰胺等成分的保湿水、舒缓喷雾，不时给过敏的面部皮肤补水保湿、镇静安抚，还能够让肌肤焕发活力，利于后续皮肤屏障的修复。但需注意，舒缓喷雾在蒸发的过程中会带走皮肤更多的水分，所以建议在喷完后使用保湿性的凝胶或乳霜。

（4）修复

如果季节性面部皮炎的过敏症状持续得不到有效缓解，或者反复发生，面部的皮肤屏障受损逐渐加重，角质层越来越薄，越来越锁不住水分，毛细血管持续扩张，不能耐受外界环境温差变化，甚至患者情绪激动、饮食略有不当、闷热暴晒都会加重季节性面部皮炎症状，进而再次加重面部皮肤屏障的损伤，形成恶性循环，最终导致面部皮肤耐受性极差，即所谓的"敏感肌"。

打破"敏感肌"的恶性循环，关键是先把受损的肌肤屏障修复好，让脆弱的角质层恢复正常的功能和状态，只有皮肤屏障健康了，肌肤才会健康。选择成分单一、含化学成分少的医美护肤品更加安全。修复水、修复喷雾、修复凝胶、修复乳、修复面膜等，都可以根据皮肤屏障受损情况尽量单品牌联合使用。待季节性面部皮炎的症状有所缓解，皮肤屏障受损有所改善，再逐渐增加"敏感肌"专用的洁面、防晒等产品，直至恢复既往的常规皮肤护理。

（5）做好防护措施

季节性面部皮炎患者在出门前应该做好的防护措施：一要戴上口罩。花粉、尘螨、紫外线、病毒及其他微生物随着季节的变化，引起过敏的概率也在大大增加。需要提醒大家的是，除了室外的过敏原，室内的尘螨、动物皮毛也可能让过敏症状加重，建议勤洗晒贴身衣物、床上用品等。二要做好物理防晒。季节性面部皮炎患者的面部皮肤瘙痒、脱皮、发红、发烫，多伴面部皮肤屏障的损伤，已经不能耐受防晒霜、防晒喷雾的使用（会加重面部过敏症状），但户外日晒、闷热不但会加重面部过敏症状，患者还会因为角质层变薄出现晒斑、黄褐斑、雀斑加重的情况，因此，物理防晒尤其重要。戴宽檐帽、戴墨镜、戴防晒面巾、戴防晒袖套、穿防晒衣都是很好的选择。

（杨雁）

问题69：

得了季节性面部皮炎还能化妆吗？

季节性面部皮炎正在发作的患者是不能化妆的，但是基础的护肤产品比如保湿水、保湿乳等是可以使用的，但建议使用那些用上去没有刺痛或瘙痒感的产品或者是温和无刺激性的医用护肤品。

如果在症状缓解期或者稳定期，患者是可以化妆的，但是不建议使用过于复杂的产品及难以清洁的彩妆产品，因为成分复杂的化妆品或者同时使用多种化妆品会导致更高的过敏风险，尤其是季节性面部皮炎患者的皮肤屏障功能相对较差，应尽量避免这些刺激。

另外，有些彩妆产品和防晒霜用普通洗面奶是无法清洗干净的，需要卸妆，而卸妆过程的摩擦可能会进一步损伤皮肤屏障，容易诱发皮肤敏感状态而使季节性面部皮炎更易复发。

对于有化妆需求的季节性面部皮炎患者，尽量选择成分简单安全的产品，还可以将自己需要使用的化妆品带到医院做一下斑贴试验，就是把产品放在斑试器中，贴在背部，观察48小时，如果没有过敏反应，则代表相对安全，可以在皮炎缓解期使用。

（王倩）

问题70：

得了季节性面部皮炎，可以用什么护肤品？

季节性面部皮炎患者表现为面部反复出现红斑、鳞屑，自觉瘙痒或灼热，这类患者通常会存在皮肤敏感、毛细血管扩张，容易受到外界因素如热、温度变化、紫外线等的刺激而导致症状加重。皮肤屏障功能受损是该病的重要诱因，所以在选择护肤品时尽量选择简单、温和、无刺激的具有皮肤屏障修复作用的产品。

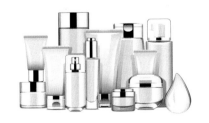

如果在疾病发作期，主要表现红斑、鳞屑、毛细血管扩张等客观症状，伴有明显刺痛、瘙痒、烧灼等主观症状，可暂停使用洁面乳，使用室温的清水轻轻清洗；外用医用透明质酸或胶原蛋白面贴膜每天1次，1次10～15分钟，连续3～5天舒缓皮肤，平时外用舒敏保湿类保湿水或润肤水，为皮肤提供水分，再外搽舒敏保湿乳，建议每天2次左右，以达到修复皮肤屏障、保湿、缓解皮肤敏感症状、降低血管高反应性的目的。

具有皮肤屏障修复作用的护肤品成分包括青刺果油、神经酰胺、角鲨烯、透明质酸、海藻糖等；具有舒敏、抗炎作用的成分包括活泉水、马齿苋多糖、α-红没药醇、水苏糖、槲皮素以及甘草中的甘草皂苷和甘草黄酮等；降低血管高反应性的成分包括羟基酪醇、海藻糖、三七总皂苷中的人参皂苷、洋甘菊中的黄酮类、茶多酚、当归中的活性成分等。季节性面部皮炎患者可选择含有以上一些成分的产品来使用。保险起见，患者在使用舒敏保湿类护肤品前，先取少量护肤品于耳垂处或耳后试用，无红斑、丘疹、瘙痒等不良反应后再涂抹于面部皮肤。如果面部皮肤出现不良反应，应立即停用并到医院就诊。

另外，由于紫外线也是该病的诱因，所以患者在平时生活中应注意防晒，在疾病发作期，建议暂不选用外搽防晒剂进行防晒，可选用戴宽檐帽、戴口罩、打伞等物理防晒方式；在疾病缓解期，使用既能防UVB又能防UVA的防晒剂，以保护皮肤免受紫外线的刺激及损伤。

（王倩）

问题71：

季节性面部皮炎是否可以断根？

季节性面部皮炎常表现为面部反复发作的红斑、鳞屑，自觉刺痛、瘙痒或灼热，其发病机制不清。通常被认为是一种过敏性疾病，发病季节多在春秋或者冬春换季时，可能与温度变化、热刺激、化妆品、紫外线、尘埃、花粉等致敏或刺激有关。此外，卵巢功能障碍、习惯性便秘、自主神经功能紊乱、精神紧张及疲劳、消化功能障碍、维生素缺乏和贫血也可能和本病发生有关。

由于其诱因众多，机制不清，所以季节性面部皮炎较难治疗，但我们可以通过保持良好的生活习惯、合理护肤、恰当防护和积极治疗来减少发作，甚至获得皮肤状态长期稳定。

（1）合理护肤要遵循温和清洁、舒缓保湿、严格防晒的原则

清洁时水温以室温为宜，以防面部皮肤温度变化过快，可以用手轻轻清洗，切勿用力揉搓面部，用毛巾或洁面巾轻柔沾干皮肤，尽量减少过度摩擦，以免加重皮肤屏障的破坏。

（2）日常需要加强面部皮肤的修复及保湿护理

保持皮肤屏障的完整性有利于抵御外界过敏原及刺激性物质的损害，降低季节性面部皮炎的发生概率。外出时可佩戴口罩、眼镜等，尽量避免接触花粉，防止吸入性粉尘及花粉等诱发皮炎。

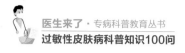

（3）保持均衡的饮食、充足的睡眠、愉悦的心情

这些都可以对控制疾病起到积极作用。如果确实症状明显，需要及时就医并获得专业的处理及治疗。

以上都能做到，季节性面部皮炎就不会那么容易找上门了。

（王倩）

第七章

激素
依赖性皮炎

不恰当地使用化妆品、护肤品、含糖皮质激素外用药是发生激素依赖性皮炎的主要诱因。

修复皮肤屏障功能是治疗激素依赖性皮炎的关键。

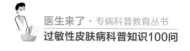

激素与激素依赖性皮炎

在皮肤科就诊的患者，最爱问的一句话："医生，某某药是激素吗？听说激素副作用很大哦。"孰知，每当皮肤出现一点小问题时，他们可能就会去药店买走一支含有激素的小药膏，解决掉眼前的小问题。殊不知，长期不规范不恰当地使用激素将带来大麻烦。但是，激素真的可怕吗？

其实，老百姓常说的激素主要是指糖皮质激素。糖皮质激素的应用在医学临床治疗发展历程中具有划时代的意义。1948年内服糖皮质激素被应用于临床，1952年外用糖皮质激素被应用于皮肤科，糖皮质激素类药物为许多疾病的治疗带来了福音。那么，糖皮质激素具体有哪些作用呢？

糖皮质激素具有抗炎、抗过敏、抗休克、免疫抑制等作用，因此被广泛用于皮肤科疾病的治疗。其种类繁多，按药物作用时间的长短，可分为短效糖皮质激素、中效糖皮质激素、长效糖皮质激素，它们的名字大部分带有"龙"或"松"，有口服、输液、外用等多种使用途径。外用糖皮质激素根据作用强度不同，分为超强效糖皮质激素、强效糖皮质激素、中效糖皮质激素及弱效糖皮质激素（表7-1）。

表7-1　皮肤科常用外用糖皮质激素的作用强度分级

作用强度	药物名称	常用浓度/%
超强效	丙酸氯倍他索	0.020～0.050
	氯氟舒松	0.100
	戊酸倍他米松	0.100
	卤米松	0.050
	双醋二氟松	0.050
强效	丙酸倍氯米松	0.025
	糠酸莫米松	0.100
	氟轻松	0.025
	氯氟舒松	0.025
中效	醋酸泼尼松龙	0.500
	醋酸地塞米松	0.050
	丁酸氯倍他索	0.050
	曲安奈德	0.025～0.100
	丁酸氢化可的松	1.000
	醋酸氟氢可的松	0.025
	氟轻松	0.010
弱效	醋酸氢化可的松	1.000
	醋酸甲泼尼龙	0.250

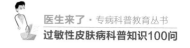
根据皮肤不同部位对药物的吸收率（黏膜＞阴囊＞眼睑＞面部＞胸背＞上臂、大腿＞前臂、小腿＞手背、足背＞手掌、足底＞指甲、趾甲）不同，所选糖皮质激素的强度也不同，一般吸收率较低的手背、足背、手掌、足底使用强效糖皮质激素，躯干、四肢选择中强效糖皮质激素，头面部、外阴选择弱效糖皮质激素。根据年龄划分，成人选择中强效糖皮质激素，儿童、老年人选择中弱效糖皮质激素。合适的用量非常重要，药量过少，达不到治疗效果；药量过大，副作用增加。在通常情况下，强效糖皮质激素每周用量不能超过50 g。那么，不同部位的皮疹怎么来判断用量是否合适呢？药物估量有这样一个办法，我们称为指尖单位（FTU），从一个5 mm内径的药膏管中，挤出一段软膏，由示指指尖至远端指尖关节横线之间（图7-1）。1 FTU的外用药物约重0.5 g，可以涂抹同一患者约两个手掌大小的皮肤面积。不同部位所用的量是不同的（图7-2）。

外用糖皮质激素在皮肤科用途十分广泛，如常见的疾病：湿疹、特应性皮炎、神经性皮炎、脂溢性皮炎、接触性皮炎、银屑病、白癜风、斑秃等。糖皮质激素作为皮肤科医生手上的"利器"，它"双刃剑"的

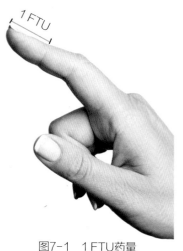

图7-1　1 FTU药量

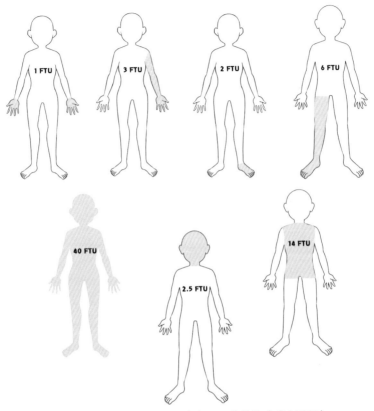

图7-2　具体体表部位使用多少FTU的药物（成人用量）

特性也十分显著，在改善疾病的同时，不恰当地使用也可能导致新病情的发生。激素依赖性皮炎就是这样一种新病情。国内专家给出的定义：由于长期外用含糖皮质激素制剂，一旦停药会导致原有的皮肤病复发，甚至病情加重，迫使患者继续使用外用糖皮质激素的一种皮肤炎症性疾病。激素依赖性皮炎有两个不可缺少的要点，一是必须有较长时间使用外用糖皮质激素的历史；

二是形成了对外用糖皮质激素的依赖。激素依赖性皮炎是怎么形成的呢？研究发现，不恰当地使用化妆品、护肤品等是激素依赖性皮炎的主要诱因，其中长期使用含有非法添加糖皮质激素的美容院产品、某些"网红产品"的外用制剂及不恰当使用医院自制药等的人群是重灾区。非正确使用含糖皮质激素外用药也是常见原因。激素依赖性皮炎可以发生在人体任何部位。总体来说，面部、外阴、腋下等皮肤较薄嫩，皮脂腺、汗腺分布较多的部位更容易出现激素依赖性皮炎。受糖皮质激素的强度、浓度和使用频率等不同的影响，诱发激素依赖性皮炎所需时间也不相同，一般强效糖皮质激素使用时间大于20天，中弱效糖皮质激素使用时间大于2月，含糖皮质激素的化妆品、护肤品等使用时间更长，平均需要半年。可见，激素依赖性皮炎的发生往往比较隐匿。

（曹畅）

激素依赖性皮炎的主要表现

激素依赖性皮炎特别好发于面部，临床表现多种多样。国内学者按照皮损部位不同，分为3型：口周型、面部中央型和弥散型。根据皮疹表现不同，分为5型：皮炎型、玫瑰痤疮型、色素沉着型、毳毛增生型、混合型。

主要表现有：

①皮肤变薄、潮红、毛细血管扩张。

②痤疮样皮炎，出现粉刺、丘疹、脓疱。

③色素沉着，出现散在色素沉着斑点、斑片，皮肤颜色不均匀、晦暗。

④皮肤老化，皮肤干燥、粗糙，皮肤萎缩，皱纹加深。

⑤毳毛（细小毛发，汗毛）增粗变长。

⑥伴有灼热、瘙痒、疼痛和紧绷等不适。

（曹畅）

激素依赖性皮炎伴有灼烧和发痒的原因

国内外学者对激素依赖性皮炎的发病机制进行了大量的研究，至今尚不完全清楚，目前主要认为激素依赖性皮炎与皮肤屏障受损、炎症反应增强、神经血管高反应及微生物感染有关，这些机制相互作用，形成恶性循环，使得灼热、瘙痒等不适反复发作。含糖皮质激素外用药本身有抗炎作用，一方面可以减轻瘙痒的症状，另一方面也可加重皮肤屏障的破坏。那么，激素依赖性皮炎患者的皮肤屏障是如何被破坏的呢？短期外用糖皮质激素后表皮基底层角化，桥粒密度降低，角质层完整性及内聚力出现异常，导致皮肤抗微生物屏障、渗透屏障功能受损。长期外用糖皮质激素可导致局部表皮角质形成细胞层数减少、细胞缩小，皮肤萎缩变薄，细胞间脂质减少，表皮脂质双分子层结构破坏，形象地来说，就是"砖墙结构"被破坏了。研究证实，角质形成细胞缩小的程度与所使用的糖皮质激素剂量成正比，糖皮质激素用得越多对角质形成细胞的伤害就越大。

皮肤感觉，如疼痛、瘙痒和温暖，是靠无髓鞘的C纤维来起作用的，C纤维上有感觉受体，瞬时受体电位（transient receptor potential, TRP）家族的内皮素（endothelin, ET）受体和痛、冷、热受体是诱发皮肤疼痛、灼烧、瘙痒的可能受体。这些感觉受体不仅在神经末梢上表达，也在角质形成细胞中表达。因此，当角质形成细胞受损时，会触发感觉受体，引起不适。由皮肤内皮细胞和肥大细胞产生的内皮素可诱发神经源性炎症，炎症反应也会引发灼痛或瘙痒。激素依赖性皮炎的患者在温度升高时，瘙痒和灼热的症状会加重，可能与触发了有害热受体有关。

糖皮质激素使血管收缩，导致局部代谢产物（如一氧化氮等）堆积，一旦停药，血管收缩作用解除，便出现毛细血管异常扩张。糖皮质激素还会减少胶原的合成，胶原减少会使血管更加显露。内皮细胞和肥大细胞会分泌内皮素，而内皮素又会诱导分泌肿瘤坏死因子和白细胞介素，并促进血管内皮细胞产生生长因子，使血管反应性增高，引起血管扩张。

与激素依赖性皮炎有关的微生物，包含痤疮丙酸杆菌、梭杆菌属、革兰氏阴性杆菌、葡萄球菌、链球菌、毛囊蠕形螨等。微生物的异常定植和表皮皮肤屏障受损关系密切。此外，糖皮质激素会减少中性粒细胞的数量，抑制巨噬细胞的功能，影响朗格汉斯细胞的作用，使皮肤免疫功能下降。微生物产生的抗原会介导免疫反应，释放炎症介质，进一步加重皮肤炎症反应。

激素依赖性皮炎患者的皮肤屏障被破坏，可以如何检测呢？一般根据临床表现来进行判断，如皮肤潮红、红斑、毛细血管扩张、脱屑、瘙痒、灼热、紧绷等。此外，医生会建议患者进行皮肤镜的检查，皮肤镜是一种快速、无创的检测技术。在皮肤镜下，激素依赖性皮炎患者的皮损主要表现为红色或深红色背景下，多形性或分枝状血管呈不规则或网状排列。在有条件的医院，还可以进行面部皮肤图像分析、无创生理参数检测等。

（曹畅）

皮肤屏障的定义

皮肤屏障这个词汇，大家一定不陌生。那么，什么是皮肤屏障，它又有什么作用呢？皮肤作为人体最外围的"守护神"，具有屏障、吸收、分泌、排泄、体温调节等功能。其中皮肤屏障功能主要是对抗外界微生物、紫外线等不利因素的侵袭，同时防止体内营养物质、水分丢失，达到维持正常生理功能的目的。狭义的皮肤屏障功能通常是指表皮的渗透屏障，主要由角质层、结构性脂质、皮肤皮脂膜构成。学者将这种屏障形象地比作"砖墙结构"，角质形成细胞是"砖块"，细胞间隙中的脂质是"灰浆"，严密砌合的"砖墙结构"可限制水分、养分在细胞内外或细胞间随意流动，如神经酰胺、游离脂肪酸、胆固醇等。同时可以防止水分和电解质流失，阻止外界有害物质进入。皮肤皮脂膜主要由汗腺分泌的汗液、皮脂腺分泌的皮脂、角质层细胞代谢产生的脂质成分构成，具有润滑皮肤、减少皮肤表面水分蒸发、参与皮肤屏障功能的形成、影响皮肤pH值及抗炎作用。广义的皮

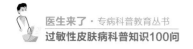

肤屏障包括皮肤渗透屏障、色素屏障、神经屏障、免疫屏障等。目前认为，表皮渗透屏障与免疫屏障、酸性环境屏障及微生态共同构成一个整体防御体系。表皮微生态、pH值可影响表皮渗透屏障，表皮渗透屏障受损又可影响其他屏障功能。因此皮肤屏障是一个动态变化的"结界"，时刻守护着我们。

皮肤屏障功能受损的因素包括内源性因素（遗传、年龄、性别、种族等）、外源性因素（季节、日晒、气候、污染等）、化学因素（化妆品、消毒剂等）、不良生活习惯（刺激性饮食、酗酒等）、医源性因素等。皮肤屏障功能受损的表现多样，可为水分、脂质失调，角质层结构破坏等，临床表现主要包括皮肤潮红、红斑、毛细血管扩张、脱屑、肿胀、灼热、刺痛、瘙痒、干燥、紧绷等，受各种刺激后症状会加重及反复发作。许多炎症相关性皮肤病，如湿疹、特应性皮炎、银屑病、痤疮、激素依赖性皮炎的发病都与皮肤屏障功能被破坏有关。

（曹畅）

问题72：

皮肤屏障怎么才能修复？

长期不恰当地使用含有糖皮质激素的外用制剂可使角质形成细胞长得又小又慢，数量也随之减少，参与实现屏障功能的能力也有所减弱，角质形成细胞从结构和功能上都变得脆弱不堪，皮肤屏障的"砖墙结构"被破坏。皮肤屏障功能异常导致经皮水分散失（TEWL）增加，皮肤抵抗力下降，抗原更容易进入真皮引起变态反应，这些都可以引起皮肤的炎症，而炎症反过来又会加重皮肤屏障功能的破坏。因此，修复皮肤屏障功能是治疗激素依赖性皮炎的关键。

（1）查找和去除导致皮肤屏障被破坏的原因

要尽可能查找和去除导致皮肤屏障被破坏的原因，如是否使用含有激素的化妆品、是否长时间或大剂量使用外用糖皮质激素，类似情况都应该停用。

（2）注意防晒

紫外线对皮肤屏障的损害不容小觑，中波紫外线可以诱导炎症反应，加重患者症状。防晒以遮蔽性防晒为主，如戴防晒帽、墨镜、防晒口罩，打防晒伞等。在皮肤状态稳定后，可以使用温和的防晒霜。

（3）慎重地选择护肤品，学会科学护肤

正确清洁皮肤，选择适合的洗面奶，避免过度清洁、暴力清洁，清洁时水温要适宜。理想的清洁剂应符合以下几个要求：温和清洁皮肤；对皮肤无刺激；可减轻或逆转皮肤屏障的损伤；可维持皮肤正常的pH值；不会诱发炎症、皮疹；不干扰正常的皮肤微生态。保湿是维持和修复皮肤屏障的关键手段。保湿剂主要有3个特征，即锁水、保湿、软化。其中锁水主要是通过在皮肤表面形成防水膜阻止水分流失，从而降低经皮水分散失率；锁水的活性成分最常见的是二甲基硅油、甘油、矿物油等。保湿主要是增加皮肤的水合作用，使角质层含水量增加，常见活性物质包括透明质酸、乳酸盐、尿素、山梨醇、甘油等。软化则是使皮肤光滑，常见的有二甲基硅油。功效性护肤品所含的保湿成分主要为神经酰胺、透明质酸、尿素及一些天然植物成分。其中，神经酰胺应用最为广泛，它是人角质层中脂质的重要组成部分，具有极强的保湿作用。其他天然植物保湿剂如青刺果油、牛油果油等既能直接补充皮肤表面的油脂含量，还能抑制局部炎症反应。经临床验证，使用对皮肤屏障具有修复作用的功效性护肤品可逐渐改善经皮水分散失、角质层含水量、皮肤油脂等皮肤屏障生理指标，有效缓解干燥、刺痛、灼热等皮肤症状，并且能减轻阵发性潮红症状。

（4）合理药物治疗

①可以冰敷或冷喷含有表皮修复因子的喷雾、胶原修复贴、修复面膜等，必要时可使用抗生素软膏。

②口服中药以健脾益气、养血祛风、清热解毒为主，还可以使用中药面膜等。

③光电治疗可以有效改善皮肤屏障，但应该选择适当的仪器和参数。去除引起皮肤屏障功能损害的诱因，必要时系统治疗，如抗炎、抗过敏等。

（曹畅）

激素依赖性皮炎不治疗能自愈吗？

当激素依赖性皮炎被患者觉察时，已经有较明显的症状，如面部潮红、毛细血管扩张、瘙痒、灼痛等，此时如果不及时治疗，病情将继续迁延，不能自愈。虽然，激素依赖性皮炎病情易反复，治疗疗程较长，但在规律治疗下仍是可以逐步康复的。如果处于激素依赖性皮炎的早期阶段，病情轻微，应停用所有含有糖皮质激素的制剂（化妆品），使用舒敏保湿类功效性护肤品，尤以修复皮肤屏障功能为主。上述一般症状，以对症处理和修复皮肤屏障为主。对难治性的激素依赖性皮炎，需要制订更长远、系统的治疗方案。

（曹畅）

激素依赖性皮炎的治疗

治疗激素依赖性皮炎是一个漫长的过程，需要治疗糖皮质激素撤除后的戒断症状，修复皮肤屏障，对不同皮疹针对性地治疗。简单来说，激素依赖性皮炎治疗主要有急性期（戒断期）治疗和稳定期治疗两个阶段，两个阶段的治疗重点不同，贯穿始终的是对于皮肤屏障的修复和持续的维护。

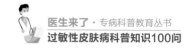

（1）急性期（戒断期）治疗

患者的自觉症状很严重，停用激素药物，使得原有的症状进一步加重。此阶段需要加强医患沟通，医生应充分解释疾病将如何变化，消除患者的焦虑与担心，并且取得患者充分的信任，使治疗方案能够有效执行。这会是一个漫长的过程。

（2）稳定期治疗

合理联合应用药物、光电疗法及功效性护肤品，在保证患者安全的前提下加快治疗进程，缩短治疗周期。

激素依赖性皮炎具体治疗内容如下。

（1）停用或减少原有外用糖皮质激素，停用可能含有糖皮质激素的化妆品

在可耐受的情况下，应立即停用糖皮质激素；若停用后病情严重，不能耐受，可用弱效糖皮质激素替代强效糖皮质激素，并逐渐减少糖皮质激素的使用量及使用频率，直至完全停药。但逐渐撤除糖皮质激素的治疗方案可能使整个治疗周期延长，因此只有当停用糖皮质激素反应很强烈的时候，才能使用此办法。可以使用其他药物替代原有糖皮质激素，比如非甾体类药物、钙调磷酸酶抑制剂等。这些药物在治疗原发疾病的基础上，能有效避免糖皮质激素的反跳作用。需要注意的是，这些药物也需要在皮肤科医生指导下使用。

（2）正确选择功效性护肤品

患者可配合使用经过可靠检测及验证，具有修复皮肤屏障功

能的功效性护肤品。国内外许多研究表明，功效性护肤品可以通过增加皮肤角质层含水量、减少经皮水分散失、补充皮肤皮脂等修复受损的皮肤屏障。大量研究显示，含有青刺果油、马齿苋、神经酰胺、透明质酸等成分的功效性护肤品具有修复皮肤屏障的作用。

（3）其他

伴明显烧灼感者可使用冷喷、冷敷治疗，在治疗结束后应当及时使用修复皮肤屏障的保湿霜；伴明显瘙痒者可口服抗组胺药；伴色素沉着者可补充维生素C、维生素E、谷胱甘肽等，待皮肤屏障修复后使用壬二酸、对苯二酚（又名氢醌）等；伴痤疮样皮炎者可口服四环素类药物（多西环素、米诺环素等），此类药物具有抗炎、抗毛细血管高反应性的作用，待皮肤屏障功能恢复后，可适当使用过氧化苯甲酰、甲硝唑凝胶等；伴玫瑰痤疮样皮疹者可口服米诺环素，减轻红斑，并使用功效性保湿产品增加皮肤水合，改善皮肤屏障功能；伴毳毛增生者可待皮肤屏障修复后，使用激光脱毛治疗。此外，改善神经血管高反应性，可以使用肉毒素微滴治疗，减弱神经对血管的异常控制，进而减轻潮红和灼热，还可以抑制肥大细胞作用，减轻炎症反应。

（曹畅）

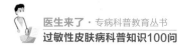

问题74：

激素依赖性皮炎患者能做医美项目吗？

答案是肯定的。

功效性护肤品配合物理治疗可以明显降低皮肤的敏感性。冷喷、冷敷治疗可以减轻灼热感，提高皮肤水合作用。如红黄光疗法，红光具有抗炎及促进皮肤屏障修复的作用；黄光可以促进细胞新陈代谢，降低末梢神经纤维兴奋性。强脉冲光可以封闭扩张的毛细血管及促进皮肤屏障修复，降低皮肤敏感性；射频可以提高皮肤耐受性；水光注射可以使有效成分，如透明质酸等均匀、深入地送入中胚层，改善皮肤症状。医美项目有很多益处，但是如何选择至关重要，如果使用的时机不正确，仪器、参数不合适，可能导致症状加重，故须在有资质和有经验的专科医生指导下严格按照适应证、排除禁忌证并遵医嘱应用。

（曹畅）

问题75：

在激素依赖性皮炎稳定后用什么护肤品？

在病情稳定后，当然可以继续使用修复皮肤屏障的功效性护肤品。功效性护肤品属于化妆品的范畴，是指在保证其安全性基础上，通过实验或临床验证，具有一定功效的护肤品。由于对功效性护肤品认定有严格的科学要求，须经过实验室试验、人体试验、消费者调查等，具有强有力的科学支撑，所以功效性护肤品的安全性、科学性、有效性较普通化妆品更高。激素依赖性皮炎的患者很大一部分是因为使用加入糖皮质激素的化妆品导致的，因此使用安全有效的功效性护肤品能够避免再次"中招"。舒敏保湿类的功效性护肤品具有修复皮肤屏障、保湿、舒敏、抗炎等功效，可以有效改善激素依赖性皮炎的皮肤症状，在病情稳定后也可以继续使用。如果患者伴有色素沉着，稳定后可以使用含有美白功效的护肤品；如果患者伴有痤疮样皮损，可以使用控油清痘类的护肤品。

接下来我们来关注一下应如何正确护肤。护肤的三大步骤：清洁、保湿、防晒。

（1）清洁

我们日常洗脸的目的自然是去除灰尘、污垢、汗液、死细胞、多余的油脂等。清洁不到位和过度清洁都是不可取的，都会让原本的皮肤问题"雪上加霜"。每天早晚建议使用清水洗脸，或使用温和、舒敏的洗面奶，以免加重皮肤屏障负担。水温以自己感到舒适为准，水温过高或过低都容易引起皮肤不适。洗脸后及时涂抹具有修复皮肤屏障功能的保湿剂。

（2）保湿

皮肤屏障功能下降会导致皮肤保湿能力下降，皮肤保湿能力下降又会进一步加重皮肤屏障功能下降，形成一个恶性循环。因此，保湿剂对皮肤来说既能维持皮肤正常生理功能，又能预防和治疗皮肤病。在激素依赖性皮炎急性期，可使用舒敏保湿面膜，每天1次，连续3～5天；随后改为外搽舒敏保湿水、舒敏保湿乳，每天2次，修复皮肤屏障、保湿。在稳定期，使用舒敏保湿面膜，每周2～3次；外搽舒敏保湿霜，每天2次。在不用面膜时，可先使用舒敏保湿水再外搽舒敏保湿霜，每天2次。

（3）防晒

防晒是激素依赖性皮炎患者护肤的关键步骤。在急性期，暂时不用防晒剂进行防晒，主要采用遮蔽性防晒，如戴宽檐帽、口罩，打伞等物理防晒。在稳定期外出时需外搽既防护UVB又防护UVA的防晒剂。

（曹畅）

问题76:

激素依赖性皮炎患者可以天天用补水面膜吗？

在回答这个问题之前，我们需要明白，敷面膜主要有三大作用：封包促渗、水合、清洁。面膜封包促渗的原理是阻隔皮肤和空气的接触，在局部形成一个高湿度的环境，促进皮肤吸收水分。面膜中的水分可以充分滋润角质层，使角质层含水量增加，改善外观，所以在敷了面膜后，我们会觉得皮肤看上去更加透亮。面膜还具有吸附作用，当揭去面膜时，皮肤上的污物（代谢的角质细胞、过多皮脂等）随面膜一起黏除，促进皮肤毛囊畅通，也有利于皮脂顺利排出。知道了面膜的作用，能否天天敷面膜的答案也就显而易见了。面膜不能天天敷！敷面膜频率过高、时间过长，可能引起角质层水分过度累积、角质细胞水合作用增加而溶胀，反而使皮肤屏障功能削弱。临床表现为皮肤浸渍发白、起皱等，如果出现这种情况，千万不能用力摩擦、牵拉皮肤，以免出现皮肤破损。在一般情况下，停止使用面膜后皮肤可缓慢恢复，无须特殊处置。此外，面膜产品中某些成分浓度过高或刺激性过大，也可能导致出现接触性皮炎。这种情况多局限在贴面膜的部位，可出现红斑、水疱、丘疹，甚至糜烂、渗液等，应立即停用面膜，及时就诊。激素依赖性皮炎患者应该如何正确使用面膜呢？在急性期，症状严重时可每日使用面膜；经3～5天在症状缓解后，可每周使用2～3次面膜。敷面膜的时间也需按照产品要求，不能太贪心哦！

（曹畅）

得了激素依赖性皮炎对备孕有影响吗？

激素依赖性皮炎是一种常见的皮肤疾病，主要影响到人体皮肤的屏障功能，常见于长期使用糖皮质激素类药物的患者。此类皮肤病一般会发生在患者的面部或者是因使用某些化妆品而导致局部皮肤出现炎症反应。

虽然激素依赖性皮炎对患者的生活质量有一定的影响，但它并不直接影响患者的生殖系统。换句话说，无论男性还是女性，激素依赖性皮炎都不会影响他们的备孕过程。然而，需要注意的是，这种疾病可能会给患者带来相当大的心理压力，从而对备孕产生间接的影响。

在确诊为激素依赖性皮炎后，建议患者尽早停用含有糖皮质激素的药膏，并寻求专业医生的指导进行治疗。在停药后，患者可以正常备孕。此外，患者可以采用一些物理治疗方式，例如局部使用生理盐水冷敷，或者使用红蓝光照射等，这些方法能够帮助皮肤屏障逐渐自行修复。对于重度患者，可考虑在医生的指导下使用弱效糖皮质激素进行过渡治疗，同时配合中药外敷。他克莫司软膏或保湿剂也是不错的选择，这些药物可以有效地缓解皮肤炎症，改善皮肤屏障功能。若条件允许，患者还可以考虑使用蓝光或脉冲激光治疗，这些高科技手段能够更好地帮助皮肤修复。

专家总结

激素依赖性皮炎虽然对患者的生活质量和心理健康造成了一定影响，但并不直接影响患者的备孕。在备孕期间，患者应关注自身的心理健康，及时调整心态，并积极配合医生治疗，以最好的状态迎接新生命的到来。

（张芬）

第八章

日光性皮炎

日光性皮炎是强烈日光照射后引起的急性皮肤炎症，其发生具有明确的诱因，故预防日光性皮炎重在防晒。易晒伤皮肤等特殊肤质者可在医生指导下增加皮肤对日晒的耐受量。

日光性皮炎的定义

日光性皮炎又称急性日晒伤、晒斑，是皮肤接受强烈光线照射、过度暴露在紫外线下引起的一种急性炎症性皮肤反应，损伤处皮肤表现为红肿、灼热、疼痛，甚至出现水疱、糜烂、脱屑等症状，有的患者还会出现头痛、发热、恶心、呕吐、结膜充血等症状。本病于春末夏初多见，好发于儿童、妇女、高空及水面作业者，其症状严重程度与光线强弱、照射时间、肤色、体质等有关。

（巩毓刚）

日光性皮炎的主要表现

患者在接受日晒后数小时到数十小时，日晒处可出现边界清楚的鲜红斑，严重者在红斑基础上出现水疱，部分水疱破溃后形成糜烂面。经过3～7天红斑颜色逐渐变暗，糜烂面干燥、结痂，出现脱屑，部分在损伤严重的情况下可能有色素沉着或减退，同时患者可能伴有灼热感或刺痛感，严重的情况会影响睡眠。部分患者在日晒后仅出现皮肤色素的变化，呈现即刻或迟发性色素沉着性晒斑。

（巩毓刚）

日光性皮炎的诱因

日光性皮炎一方面是皮肤接受了超过耐受量的紫外线照射，另一方面可能是患者的皮肤属于易晒伤肤质，在紫外线照射后容易引起晒伤。

紫外线根据波长不同，区分为长波紫外线（UVA）、中波紫外线（UVB）和短波紫外线（UVC），本病的作用光谱主要是UVB，其引起的红斑呈现鲜红色，UVA引起的红斑呈现深红色。紫外线中UVB的辐射主要使人体真皮内多种细胞释放炎症介质，引起真皮内的血管扩张、渗透性增加，患者可出现即时性红斑，之后还会有神经—血管—体液多因素共同参与的机制复杂的反应，导致延迟性红斑的发生。

此外，过于潮湿的皮肤比干燥皮肤更容易产生红斑。服用某些光敏药物比如四环素类药物（特别是多西环素）、噻嗪类利尿剂、磺胺类药物、氟喹诺酮类药物、非甾体抗炎药、维甲酸类药物等会增加晒伤风险。食用某些光敏性食物比如芹菜、茴香等也会增加患日光性皮炎的风险。

（巩毓刚）

问题78：

如何判断自己得的是日光性皮炎？

当接受强烈光照后，照射部位出现红斑、水疱、糜烂等症

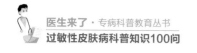

状，有瘙痒、灼热、灼痛等感觉时应立即就医。部分炎症反应严重者还有可能出现发热、头疼、畏寒、乏力、恶心、结膜充血、眼睑水肿和全身不适等症状。

（巩毓刚）

问题79:

得了日光性皮炎，是不是就不能晒太阳?

不是!

日光性皮炎是指皮肤接受了超过耐受量的紫外线照射，并不是一定就不能晒太阳。易晒伤肤质个体应避免在日照强烈时外出，比如在上午10点到下午4点这个时间段内进行户外活动，如果必须外出应加强防护措施避免暴晒，也要避免食用含光敏物质的食物或服用光敏性的药物，在非暴晒时段，反而还可以在做好防护的基础上适当多参加户外运动，逐步提高皮肤对日光的耐受能力。

| 延伸阅读 |

日光性皮炎患者的防晒注意事项

当阳光充足时，尽量避免在上午10点到下午4点这个时间段内进行户外活动，或减少户外活动时间，避免暴晒。

也可在暴露部位涂抹SPF大于30的强效防晒霜或使用遮阳物品，如宽檐帽、长袖衣服、遮阳伞、墨镜等物品。防晒产品要在日晒前至少30分钟使用，而且涂抹数小时后，由于汗水的稀释等原因，防晒效果会渐渐减弱，所以应及时补涂。

另外在春夏季，或者是在高原或海边，紫外线强度会加倍，防晒措施更需要加强。

阴天也需要防晒，因为云层对紫外线几乎起不到任何隔离作用，90%的紫外线都能穿透云层。

（巩毓刚）

问题80：

在高原地区如何预防日光性皮炎？

高原地区湛蓝的天空、行走的流云，美景着实让人向往，但往往大家会忽略掉高原地区紫外线带来的危害究竟有多大（图8-1）。

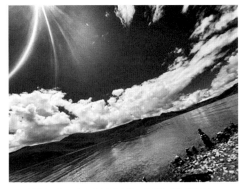

图8-1 高原地区天气（吴长艳供图）

高原地区具有独特的气候特点——空气稀薄（空气含氧量低）、紫外线强度大、气候干燥多变等，其中，紫外线过强导致空气中分离出大量对人体有害的活性氧，活性氧、紫外线会对人体造成双重伤害，防晒非常重要。

高原地区日照时间长，海拔每增加300 m，阳光强度大概会增加4%，且海拔越高日光性皮炎的发病率越高。

那我们进入高原地区该怎样预防日光性皮炎呢？

（1）充分准备好自身防晒及防护用品

在进入高原地区前，充分准备好自身防晒及防护用品，包括遮阳帽（以直径大于7.5 cm的宽檐帽防晒效果更佳），SPF≥50的防晒霜，室外活动规避长波紫外线强的时段，减少皮肤裸露，避免紫外线直射皮肤，着长袖衣裤，衣裤纱支密度越高，防晒效果越好，深色较浅色防晒效果更佳。

（2）提前在皮肤裸露部位涂抹防晒霜

面部、耳朵、颈后、手背往往防护不到位，需提前30分钟在这些皮肤裸露部位涂抹SPF≥50的防晒霜加以防护，每隔2～3小时补涂1次。

（3）高原地区避免雪反射紫外线

在高原地区登山等户外活动时，特别是进行雪上运动时，更应该全方位做好防晒措施。因为雪会反射约85%的紫外线，海拔越高，紫外线就会越强。同时，雪反射的紫外线对于眼睛的伤害不可忽视，为了避免如流泪，眼睛发红，结膜充血、水肿，畏光等不适，应佩戴具有防紫外线功能的太阳镜或防护眼镜，远离一切反射面。

（4）使用功效性皮肤保湿剂

由于在高原地区时皮肤更干燥，所以建议每天使用功效性皮肤保湿剂，早晚各1次，覆盖躯干、四肢皮肤。

（5）注意水分的足够摄入

在高原地区注意水分的足够摄入，出汗后及时补充水分。

（吴长艳）

| 实用技巧 |

把握好晒伤后的"黄金6小时"

晒伤，也就是我们医学上所谓的"日光性皮炎"，是由于长时间暴露在强烈阳光下，皮肤受到紫外线的伤害而引起的一种常见皮肤问题。很多人不知道，晒后修复有一个关键的"黄金6小时"。在这6小时内采取适当的护肤措施，能大大减少晒后皮肤问题，让肌肤迅速恢复到健康状态。下面，让我们一起了解晒伤后的"黄金6小时"应该如何度过。

（1）立即避暑遮阳

一旦意识到皮肤可能被晒伤了，应第一时间避免继续暴露于阳光下。继续暴露在阳光下会进一步加剧皮肤的损害。紫外线中的长波和中波紫外线会破坏皮肤的表皮层和真皮层，导致更严重的红肿、疼痛甚至水疱。因此，立即避免阳光直射是防止伤害加深的关键。应走进室内或寻找遮阳处，防止紫外线进一步伤害皮肤。

（2）温和清洁

选择温和的洁面产品，避免含有刺激性成分的产品。轻轻清洁皮肤，去除表面的污垢和汗液，但切忌用力搓揉。

（3）冷敷舒缓

晒伤后的皮肤往往会出现红肿、发热等症状，这时可以使用冷敷的方法来舒缓皮肤。将冰块包裹在毛巾里，轻轻敷在晒伤部位，严重者可每日数次，每次20分钟，间断冷敷，能够迅速减轻红肿和疼痛感。

（4）保湿修复

晒伤后的皮肤容易干燥、脱屑，因此保湿修复是关键。选择富含抗氧化物质和修复成分的护肤品，如含有维生素C、熊果苷、尿囊素等的产品。这些成分有助于减轻炎症反应，促进皮肤修复。同时，使用具有保湿功

能的面膜、乳液等，为皮肤补充水分，形成保护膜，有
助于皮肤自我修复。

（5）避免刺激

晒伤后的皮肤非常敏感，要避免使用含有酒精、香
料等刺激性成分的护肤品。避免过度摩擦、搔抓晒伤部
位，以免加重炎症。

（6）严重时及时就医

如果晒伤症状严重，如出现水疱、破溃、高热等，
应及时就医。医生会根据具体情况给予相应的治疗，如
外用药物、口服药物等，以促进皮肤修复。

总之，晒伤后正确的皮肤护理对于减轻症状、促
进修复至关重要。通过立即避暑遮阳、冷敷舒缓、保湿
修复、避免刺激、饮食调理等方法，可以在一定程度上
缓解晒伤带来的不适。然而，如果晒伤症状严重，应及
时就医，以免延误治疗。同时，预防晒伤的最好方法是
避免长时间暴露在强烈阳光下，尤其是中午时分。在户
外活动时，应做好防晒措施，如涂抹防晒霜、佩戴遮阳
帽、穿着长袖衣物等，以保护皮肤免受紫外线的伤害。

最后，需要提醒的是，如果在这"黄金6小时"内
采取了正确的修复措施，在大多数情况下皮肤能有效恢

复到晒前状态。但如果晒伤严重，出现水疱、破皮等症状，务必及时就医。并且，在日常生活中，做好预防工作同样重要，避免在日光下长时间暴晒，使用合适的防晒产品，都是保护皮肤免受紫外线伤害的有效方法。

（唐丽娜）

问题81：

得了日光性皮炎，可以染发吗？

如果正处于日光性皮炎的急性期，不建议染发，因为有可能加重炎症反应；如果只是既往发生过日光性皮炎，但目前未在急性期，只要不对染发剂成分过敏，是可以染发的，但需注意染发剂成分不能含有光敏性物质，且染发频率应低于每年2次，且尽量避开春夏日照较强的季节染发。

（巩毓刚）

问题82：

儿童如何预防晒伤？

晒伤，是由过量紫外线（主要为中波紫外线，波长280～320 nm）照射皮肤后导致的皮肤急性光毒性反应，表现为红斑、肿胀、水疱、脱屑及色素沉着，伴有疼痛或瘙痒症状。

在日常生活中，绝大多数父母不了解晒伤给儿童带来的危害，晒伤的次数与黑素瘤、基底细胞癌的患病风险呈正相关。因此，儿童时期预防晒伤（图8-2、图8-3）尤为重要。

那儿童该怎样预防晒伤呢？

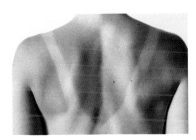

图8-2　背部晒伤（一）

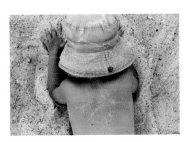

图8-3　背部晒伤（二）

（1）经常参加室外活动和锻炼

逐渐增强儿童皮肤对日光的耐受能力和适应性。

（2）在日光照射最强烈的时间段减少室外活动

上午10点至下午4点为日光照射最强烈的时间段，此时间段尽量减少儿童室外活动，室外活动时尽量选择阴凉处。如果外出，需穿防晒服（深色较浅色更佳），衣裤纱支密度越高，防晒效果越好；戴宽檐帽（直径在7.5 cm以上），佩戴太阳镜，避免长时间阳光直射。

（3）正确使用防晒霜

做好面、颈、肩部等晒伤好发部位的防晒措施。选择

SPF≥30的防水防晒霜以及SPF≥30的防晒唇膏。防晒霜应在日晒前30分钟涂抹于曝光部位皮肤，并每2小时或在出汗及游泳后补涂。

（4）紫外线高反射环境严格做好防晒

带儿童到雪地、白沙地、水面等紫外线高反射环境下游玩时，很容易忽略防晒的重要性，一定要严格做好防晒措施，避免晒伤的发生。

（5）选择儿童适用的防晒霜

儿童不能使用含有维生素A、羟苯甲酮、香料、对羟基苯甲酸酯及其他防腐剂的防晒霜，防止诱发刺激性皮炎。

（6）在户外活动时，避免儿童服用或食用光敏性的药物及食物

户外活动时，避免儿童服用或食用光敏性的药物及食物，如磺胺类药物、灰黄霉素、胺碘酮、四环素类抗菌药物和非甾体抗炎药；光敏性的食物如芹菜、杧果、茴香、苋菜、无花果等。

（7）注意水分的补充

带儿童至户外活动时，注意水分的补充，因出汗会增加皮肤角质层的水合作用，使角质层易吸收更短波长的紫外线，并导致紫外线的反射和散射减少，增加皮肤对紫外线的敏感性，进而引发晒伤所需的紫外线辐照量降低。因此，确保儿童在户外活动中充分饮水是预防紫外线伤害、避免晒伤的关键一环。

（8）发生晒伤及时就医

若儿童发生晒伤，请及时到正规医疗机构皮肤科或急诊科就医。

（吴长艳）

问题83：

得了日光性皮炎可以打疫苗吗？

如果是在日光性皮炎急性期，建议推迟疫苗注射计划，如果只是既往发生过日光性皮炎，目前未处于急性期，是可以打疫苗的。

（巩毓刚）

问题84：

得了日光性皮炎，护肤应该注意什么？

日光性皮炎急性期可采用冰敷，用毛巾包裹碎冰块，然后用来冰敷患处，还可以用冷水浸泡或持续冷喷晒伤的部位，都能有效帮助缓解疾病。如果患处出现了水疱、糜烂要及时进行创面消毒处理，并外涂一些预防感染的抗生素软膏，可使用含生长因子类药物促进皮肤修复。

应尽量使用温和无刺激的清洁用品清洁患处，洗脸时不用热水、碱性肥皂、粗糙毛巾，清洁后需要保湿修复受损的皮肤屏障，不要用含光敏物质（如香料等）较多的护肤品。

（巩毓刚）

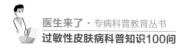

问题85：

日光性皮炎可以根治吗？

日光性皮炎是强烈日光照射后引起的急性皮肤炎症，其发生具有明确的诱因，所以不存在"根治"一说。该病的主要管理措施在于预防复发，重在防晒，易晒伤皮肤等特殊肤质者也可在医生指导下增加皮肤对日晒的耐受量。

（巩毓刚）

第九章

化妆品皮炎

化妆品皮炎重在预防，使用者应根据自身皮肤条件和体质正确选用合格的化妆品。发生化妆品皮炎后首先寻找原因，停用可疑化妆品，积极到医院就诊。

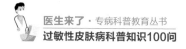

化妆品皮炎的定义

化妆品是以涂抹、喷洒或其他类似方法用于人体表面任何部位，包括皮肤、毛发、指甲、口唇等，以达到清洁消除不良气味、护肤、美容、改变体表形态、纠正体表气味或起保护功能和修饰目的的物质。人们日常生活中使用化妆品引起的皮肤黏膜及其附属器官病变的表现，称为化妆品皮肤病，包括化妆品接触性皮炎、化妆品光感性皮炎、化妆品皮肤色素异常、化妆品痤疮、化妆品毛发损害、化妆品甲损害、化妆品接触性荨麻疹等。

化妆品接触性皮炎是化妆品皮肤病的主要类型，占化妆品皮肤病的70%～80%，因此，这里讨论的化妆品皮炎主要指化妆品接触性皮炎。化妆品接触性皮炎主要包括刺激性接触性皮炎和变态反应性接触性皮炎（简称变应性接触性皮炎）。刺激性接触性皮炎是指外界物质通过非免疫性机制造成的皮肤局限性表浅性炎症反应，接触物对皮肤有很强的刺激性，任何人接触后均可发生皮炎。变应性接触性皮炎是指接触物质后，通过免疫机制引起的皮肤炎症反应。接触物基本上是无刺激的，少数人接触该物质致敏后，再次接触该物质，经12～48小时在接触部位及其附近部位发生皮炎。几乎所有的化妆品都可以引起刺激性接触性皮炎，以肥皂、洗发水、香水、化妆水、乳剂类、指甲油、染发剂、烫发剂、防晒产品等较常见。化妆品引起的变应性接触性皮炎发病率不是很高，但其临床反应更重，可诱致哮喘发作、乏力、不适、发热等全身症状，症状比刺激性接触性皮炎更重，治疗更困难。

（林新瑜）

化妆品皮炎的主要表现

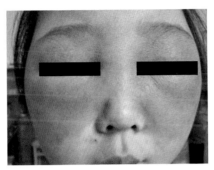

图9-1 典型的化妆品皮炎（一）（林新瑜供图）

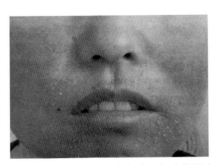

图9-2 典型的化妆品皮炎（二）（林新瑜供图）

化妆品接触性皮炎包括刺激性接触性皮炎和变应性接触性皮炎（图9-1，图9-2）。

化妆品刺激性接触性皮炎为化妆品直接刺激造成的皮损，是一种细胞毒性反应，受损皮肤失去完整性，表皮角质形成细胞为主要效应细胞，启动炎症反应。初次使用化妆品即可出现，也可以是长期使用轻度刺激化妆品的累积作用，反应可能与遗传有关，特点是皮疹局限于使用化妆品的部位，临床表现为疼痛或烧灼感，也可有瘙痒，皮疹一般表现为边界较清楚的水肿性红斑、脱屑，也可发生水疱、渗液。多见于劣

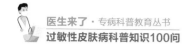
质化妆品、特殊用途化妆品如除臭、祛斑、脱毛类产品或者使用化妆品方法不当。皮损的严重程度同化妆品的使用量或使用频率明显相关，在停止使用该化妆品后皮损减轻较快甚至消退，如果再次使用该化妆品又可很快出现相同皮损。

化妆品变应性接触性皮炎是化妆品与表皮细胞中载体膜蛋白以及表皮内朗格汉斯细胞表面的免疫反应性人类白细胞 DR 抗原（HLA-DR）结合后，形成完全的抗原复合物后才能使机体致敏，需要一定的致敏期出现反应。还可通过IgE介导的速发型（Ⅰ型）变态反应或直接激活肥大细胞，释放组胺等炎症介质，引起血管扩张和血管通透性增加及炎症细胞聚集，最终导致接触性荨麻疹的发生。患者常有与相同化妆品或者类似化妆品接触史。表现为红斑、丘疹、水疱、渗液及结痂等，患者自觉瘙痒、紧绷、灼热、疼痛等，甚至出现全身瘙痒不适，斑贴试验常呈阳性。在痊愈的人群中，存在较高的复发率，可能与致敏原不明时易反复接触有关。

（林新瑜）

问题86:

大家都用的化妆品为什么只有我起皮疹？

化妆品成分繁多，引起化妆品皮炎的常见成分有香料、防腐剂、乳化剂、抗氧化剂、防晒剂、植物添加剂、表面活性剂、颜料、染料等，最常见的是香料。为什么化妆品皮炎偏爱某些特定人群呢？

①化妆品皮炎发病年龄大多为 17～30 岁，这个年龄段使用化妆品人数多，绝大多数使用两种或两种以上化妆品，尤其是刺激性较大的祛粉刺类和美白祛斑类化妆品，容易出现刺激性接触性皮炎。同时这个年龄段存在孕期、青春期等特殊生理阶段，敏感性较高。

②患者自身为敏感体质或者患有其他导致敏感的疾病如玫瑰痤疮、特应性皮炎、脂溢性皮炎等。这些疾病可导致皮肤屏障功能不完整或者破坏，导致化学物质吸收增加，神经末梢保护减少，经皮水分散失增加，皮肤出现敏感导致化妆品不耐受或者原有症状加重。同时这类患者还存在选择不适合的化妆品或使用方法不正确的问题。

③随着网络发展，越来越多消费者偏爱通过网店、微商等渠道购买化妆品。这些购买渠道的多样化给消费者购物带来便捷的

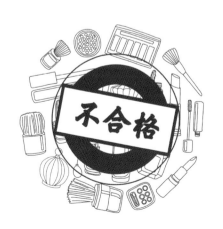

同时，也让一些"三无"产品有了可乘之机，化妆品信息不全，许多产品甚至无生产许可证和生产批号标示，化妆品可能含有禁用或限用物质如糖皮质激素、抗生素、重金属等，安全无保证，使用后易出现皮肤疾病。

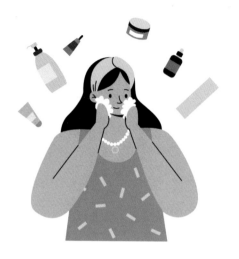

④患者对自身皮肤状态并不了解，未进行针对性的分类护肤，如不区分油性皮肤、干性皮肤、敏感性皮肤、混合性皮肤，缺乏护肤常识。某些患者存在化妆工具污染、带妆时间长、卸妆不彻底，甚至过度清洁等，都是引起化妆品皮炎的原因。

（林新瑜）

问题87：

如何确定是哪款化妆品过敏？

出现化妆品皮炎后可到化妆品不良反应监测哨点医院做斑贴试验。斑贴试验是诊断化妆品皮炎的主要手段。斑贴试验可以确定待测物与刺激性接触性或变应性接触性皮炎的因果关系以及进一步寻找过敏原。因此，斑贴试验在化妆品不良反应的诊断以及化妆品安全性检测方面具有重要意义。

斑贴试验是一种主要诊断迟发型变态反应的方法，用于确定患者是否存在接触性变态反应，并评价接触过敏原与皮炎发生之间的关联性，是在局部皮肤重现变应性接触性皮炎的反应过程，即在少量过敏原直接接触皮肤后，观察是否在局部诱发轻度皮炎，从而判断皮肤是否对所测试的过敏原接触过敏（图9-3）。国际接触性皮炎研究组推荐的结果判读标准见图9-4。

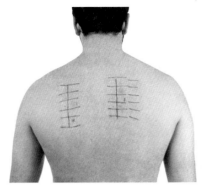

图9-3　斑贴试验

根据化妆品接触史、临床表现，以及斑贴试验结果可判断自己对哪种产品过敏。

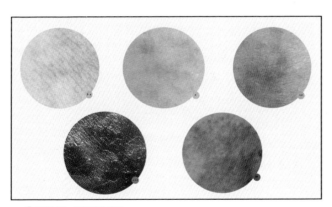

⊙ 阴性反应：皮肤无任何改变。

+? 可疑反应：仅有轻度红斑。

+ 弱阳反应：红斑、浸润、可有少量丘疹。

++ 强阳反应：红斑、浸润、丘疹、水疱。

+++ 极强反应：红斑、浸润明显，丘疹，出现水疱、大疱。

⊗ 刺激反应。

图9-4　斑贴试验的结果判读

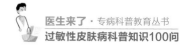

想要查询化妆品不良反应监测机构，可以在国家药品监督管理局的网站查询"化妆品注册和备案检验检测机构"（图9-5）。

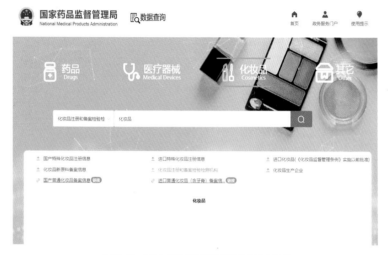

图9-5　国家药品监督管理局查询界面

（林新瑜）

| 延伸阅读 |

化妆品中过敏成分的识别

化妆品成分复杂，一般包含香料、色素、防腐剂、动植物提取物等。要想知道自己对化妆品中的什么成分过敏，首先要了解化妆品中有哪些成分容易致敏。目前报道中常见的引起变应性接触性皮炎的过敏原主要有：香料、防腐剂、染料中的对苯二胺（PPD）、表面活性剂等。

（1）香料

香料化妆品中诱发过敏的常见成分。香水是引起变应性接触性皮炎的常见原因，也是化妆品中最常见的接触性过敏原。据估计，香料过敏在变应性接触性皮炎患者中的患病率为6%～14%，在普通人群中为1.7%～4.1%。除了存在于香水等提供香味的产品中，香料在护肤品等产品中也被广泛使用。法国一项研究数据显示，48%的脱毛类产品中含有香料过敏原，在含有香料过敏原的产品中，超78.3%的产品含有至少2种香料过敏原。香料也是头发洗护产品中常见过敏原之一。国际上经常使用香料混合物Ⅰ（FMⅠ）、香料混合物Ⅱ（FMⅡ）评估香料过敏。FMⅠ由α-戊基肉桂醛、肉桂醇、羟基香茅醛、丁香酚、异丁香酚、香叶醇和白藜芦醇提取物组成；FMⅡ包括羟异己基3-环己烯基甲醛、柠檬醛、法尼醇、己基肉桂醛、香豆素、香茅醇。化妆品中最常见的香料过敏原是芳樟醇和柠檬烯，其次是香茅醇。

目前化妆品标签中对于香料的成分说明大多只简单标记为"香料"，但产品中可能含多种香料成分。部分化妆品中含有从天然植物中提取的精油类，也属天然香料，如茶树油、柠檬油、玫瑰油等都是熟知的易过敏的精油，这些提取物多与香料混合物有交叉过敏反应。对香料过敏的消费者，应同时注意避免购买含有精油类的产品。此外，化妆品中可能还存在隐蔽的香料成分，即除了具有香味外还有其他功能的芳香族化合物，如可用作防腐剂的苯甲醇等。很多化妆品标签明确标明"不含香料"，但可能含有苯甲醇等物质造成患者香料过敏。

（2）防腐剂

为保证产品质量，防止生产和使用过程中滋生细菌、真菌等微生物，化妆品中通常需要添加防腐剂，大多数防腐剂都会对人体皮肤产生刺激。防腐剂在许多研究中已被确定为常见的化妆品过敏原，研究显示，在美发类产品过敏原中，防腐剂的阳性反应率最高。

化妆品中常用的防腐剂有甲醛及其释放剂、对羟基苯甲酸酯类、甲基异噻唑啉酮（MIT）等。甲醛由于具高致敏性，已在大多化妆品中停止使用。甲醛释放剂可以缓慢释放低浓度甲醛，代替了大部分化妆品中甲醛的直接使用，降低了化妆品过敏反应的发生率。甲醛释放剂包括季铵盐-15、咪唑烷基脲和双咪唑烷基脲等，对甲醛过敏的人也可能对任何一种甲醛释放剂过敏。近年来甲醛诱发的变应性接触性皮炎发生率有所下降，但由甲醛和甲醛释放剂造成变应性接触性皮炎的事件仍十分常见。非甲醛释放防腐剂包括对羟基苯甲酸酯、MIT、甲基氯异噻唑啉酮（CMIT）、甲基二溴戊二腈、苯氧乙醇和碘代丙炔基氨基甲酸丁酯等，在一定程度上也能造成过敏现象发生。我国一项针对上海地区变应性接触性皮炎患者的斑贴试验结果表明，MIT和CMIT是变应性接触性皮炎主要的阳性过敏原，其中MIT过敏发生率为4.5%，CMIT过敏发生率为4.1%。

（3）其他

永久性氧化型染发剂对苯二胺是一种常见的过敏原，其引起的变应性接触性皮炎在由护发产品造成的变应性接触性皮炎中占35.8%。对苯二胺引起的过敏通常发生在与发际线交接的颜面部，也可累及眼睑和颈部等。洁面、肥皂和洗发产品中含有的椰油酰胺丙基甜菜碱、油酰氨丙基二甲胺、3-二甲氨基丙胺等表面活性剂也可引起过敏。重金属如睫毛膏和眼影中的镍、钴和铬等可以造成眼部过敏，患病率为30%～77%。指甲油中含有的对甲苯磺酰胺、甲基丙烯酸酯等成分也可引起过敏。

前面我们提到，如何确定对哪款化妆品过敏，需要做斑贴试验，同样，要想知道对哪种成分过敏，也需要对可疑的单一原料以合适浓度进行斑贴试验，建议到化妆品不良反应监测哨点医院进行检测。

（林新瑜）

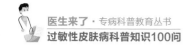
问题88：

得了化妆品皮炎，应该选择什么护肤品？

得了化妆品皮炎后，皮肤往往对外环境的耐受性降低，处于比较敏感的状态，需要做到合理护肤，遵循温和清洁、舒缓保湿、严格防晒的原则。宜选用经过试验和临床验证，安全性好的医学护肤品。禁用去角质产品，每日洁面次数不宜过多。根据季节变化选用具有修复皮肤屏障作用的医学护肤品。

（1）温和清洁

建议仅用清水洗浴，或使用专门针对此类皮肤的医用舒缓类清洁产品，以免影响皮肤屏障。水温以室温为宜，秋冬寒冷季节可略高于室温。水温过高过低都可能会激惹皮肤出现不适症状。洗澡时间应缩短，动作要轻柔。洗澡次数不宜过频，以个人舒适为度，但浴后需及时涂擦具有修复皮肤屏障作用的保湿剂。

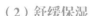

（2）舒缓保湿

选择合适的保湿剂，可以减少经皮水分散失，提高角质层含水量。建议选择成分少，不含致敏性防腐剂、香精的具有修复皮肤屏障功能的保湿剂。在洁面后涂抹保湿剂，春夏季节可以选择水包油剂型、清爽型的乳剂，秋冬季节选择油包水剂型、滋润度高的霜剂。

（3）严格防晒

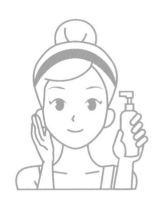

最好选择"硬防晒"，建议选择太阳伞和防晒衣（紫外线防护系数（UPF）>25、UVA透过率<5%标识的产品）。当不得已需要使用防晒类化妆品时，应选择无乙醇、无香精、无高致敏性原料和添加保湿、舒缓成分的产品，SPF<15。在使用新的防晒产品前，可先在耳后或局部小范围试用，无不适反应后再正常使用。对于低防晒系数的防晒产品，用清水打湿柔软的毛巾洗脸即可洗净。

（林新瑜）

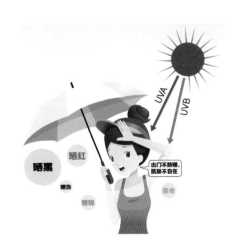

问题89：

得了化妆品皮炎，日常可以化妆吗？

化妆品皮炎是由使用化妆品引起的皮损，得了化妆品皮炎，最好不要化妆，尤其是浓妆，避免加重原发皮损，尽量让皮肤处于休息状态，恢复自然生理屏障的保护功能。如果症状轻微，可考虑简单基础护理，使用温和无刺激的乳液等。

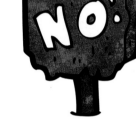

（林新瑜）

问题90：

化妆品皮炎可以根治吗？

在发生化妆品皮炎后应首先寻找原因，停用可疑化妆品，积极到医院就诊。以对症治疗为主，局部治疗可根据外用药使用原则进行选择。在急性期皮肤轻度红肿，有丘疹、水疱时，可用生理盐水溶液冷湿敷、冷敷贴等。慢性期可选用温和的皮肤屏障修复制剂。全身治疗以抗过敏为主，视病情轻重，给予口服抗组胺药、维生素C、钙剂等。对于少数严重且皮损泛发的患者，可短期应用糖皮质激素，有并发感染者则加用抗生素类药物。

对于化妆品皮炎，重在预防，使用者应根据自身皮肤条件和体质正确选用合格的化妆品，对于已经出现不良反应的患者，避免再接触相同或类似过敏原成分，从而避免再次发生化妆品皮炎，更好地保护自己的皮肤。

（林新瑜）

如何预防化妆品过敏？

要想避免化妆品过敏，可在使用前、中、后三个阶段做好预防，具体方法见图9-6。

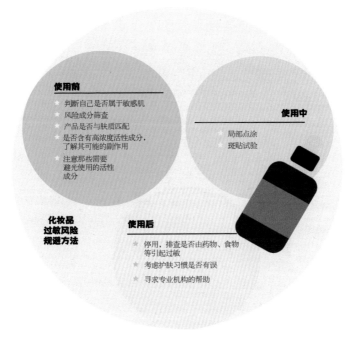

图9-6 化妆品过敏风险规避方法

请注意：

（1）所用产品是否适合自己的肤质

注意所使用的产品是否和自己的肤质相匹配。如果您是干性皮肤，使用控油效果比较强的皂基型洗面奶，可能会带走过多的皮脂，使得皮肤愈加干燥。如果您是大油皮，还使用那些肤感比较黏腻、滋润的膏霜类产品，则很有可能会闷痘。敏感性皮肤者更是不能瞎折腾，护肤需要尽可能做减法，选择"敏感肌"专用产品。

（2）所用产品是否含有高浓度活性成分

注意所用产品是否含有高浓度活性成分，提前了解其可能存在的副作用（表9-1）。不少产品为了追求高功效，活性成分添加量一般较高，特别是在一些"原料桶"精华中，有些活性成分甚至在10%以上，但我们的肌肤是否能够承受得起，这里需要打一个问号，建议消费者在使用此类精华的时候，还是从低浓度试起。

表9-1　常见活性成分的副作用

活性成分	常见副作用
维A醇（视黄醇）	脱皮，皮肤瘙痒，对阳光敏感，易产生光毒性，眼刺激性大，孕妇禁用（易使胎儿畸形）
烟酰胺	含有烟酸杂质，可能引起皮肤红肿、刺痛、长毛（但不生发）
维生素C	其起活性所需的pH值通常较低，可能造成皮肤刺激
果酸	过度刷酸，会令皮肤出现过敏反应，例如皮肤持续发炎、灼痛、发红，出现痕痒或湿疹等
姜黄素	引起特应性皮炎，或屏障功能受损者出现刺痛、灼热和瘙痒
熊果苷	有对苯二酚残留风险，具有刺激性，会引起刺激性皮炎以及色素沉着

（3）注意那些需要避光使用的活性成分

例如维A醇，对阳光敏感易产生光毒性，所以一般用于夜间护理产品中，如果非要白天使用，也必须搭配SPF＞15、PA++以上的防晒霜。其他具有光敏性的活性成分包括：熊果苷、曲酸，以及一些精油类成分（柑橘类精油、檀香油、香芹精油、马鞭草精油）等。

（4）选择质量合格的化妆品

正规化妆品应该在产品上标有卫生许可证、生产许可证或进口化妆品批准文号或特殊用途化妆品卫生批准文号。产品外包装上还应标有制造商的名称、地址，进口化妆品应标明原产国名、地区名，制造者名称、地址，或经销商、进口商、在华代理商在国内依法登记注册的名称和地址。

避免选择含铅、汞、酒精等物质超标的化妆品。易过敏体质者应避开含有秘鲁香脂、氯乙酰胺、肉桂醇、苯甲醛、松香酯等成分的化妆品。

（5）在更换新化妆品前先试用

将化妆品在遮盖部位如耳后、前臂屈侧等皮肤上小面积试用（图9-7），无反应后再用于颜面部。

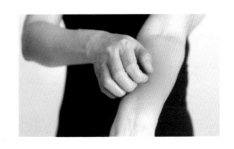

在使用化妆品过程

中，一旦发现不适，如出现刺痒、发红或皮疹则须立即停用，以免造成更严重的伤害。

（6）考虑是否护肤习惯有误

这里总结了一些常见的护肤错误习惯（表9-2），希望大家可以规避。

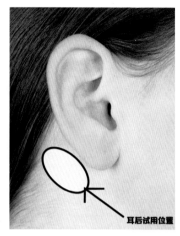

耳后试用位置

图9-7　试用部位示意

表9-2　常见的护肤错误习惯

错误的护肤习惯	原因
天天敷面膜	会使得皮肤过度水合，引起皮肤水肿，降低皮肤屏障功能
油皮频繁清洁、控油	太勤快反而会刺激到皮肤，加重出油，过度揉搓还会引起角质层损伤
抢着用婴儿护肤品	由于婴儿的皮脂腺还不发达，婴儿护肤品中会加入大量的矿物油加强保湿。对成人油痘皮来说，这种成分是一种负担，会闷痘和长粉刺
为收缩毛孔长期用冷水洗脸或冷热水交替洗脸	用冰冷的水洗不干净脸，而热水会破坏保护层，冷热水交替洗脸具有刺激性，长期这样做"敏感肌"会出现红血丝。洗脸的时候，用水温和体温相近的水最合适

续表

错误的护肤习惯	原因
洗面奶没有起泡就上脸	洗面奶不充分起泡，会造成局部表面活性剂浓度过高，容易损伤肌肤，夺走过多水分
卸妆不干净	不仅彩妆需要卸妆，防晒霜也需要好好卸妆，否则容易堵塞毛孔，造成皮肤呼吸不畅。对于一些持久性较强的妆，在洗面奶的基础上，还要借助卸妆油或卸妆水，但卸妆不可力度过大，要温和卸妆，以免损伤皮肤，降低皮肤屏障功能
涂完防晒霜直接出门	防晒霜在涂抹到皮肤上后通常需要15～20分钟才能充分成膜，如果成膜不充分，直接出门，皮肤容易被太阳晒伤

（7）积极到医院治疗

当面部有湿疹、皮炎、痤疮或其他皮肤病时，应积极到医院治疗，最好不要用化妆品，以免使原来皮肤病加重，或引起不良反应。

（8）培养良好的生活习惯

忌烟、酒，规律作息，科学饮食，培养良好的生活习惯，并坚持适当的体育锻炼，增强体魄，也有利于减少过敏反应的发生。

| 延伸阅读 |

判断自己是否属于敏感性皮肤

（1）敏感性皮肤的特征

①屏障功能降低。

②易于感受外界刺激。

（2）敏感性皮肤的表现

敏感性皮肤的表现见图9-8。

（3）可能引起皮肤敏感的原因

①皮肤屏障功能的衰退。

②神经反应强烈。

③对外界刺激的强烈反应。

根据《中国敏感性皮肤诊治专家共识》，消费者可以先进行一个大致的主观自评。

·主观评估

首先根据自己受到触发因素刺激时皮肤是否容易出现灼热、刺痛、瘙痒

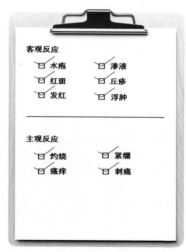

图9-8 敏感性皮肤的表现

及紧绷感等主观症状，对皮肤的敏感状况进行自我评估，自己得出是否为敏感性皮肤。可能的触发因素如下。

❖ 物理因素：如季节交替、温度变化、日晒。

❖ 化学因素：如化妆品、清洁用品、消毒产品、维A酸等刺激性外用药、环境污染物（如雾霾、灰尘、尾气）等。

❖ 精神因素：如焦虑、抑郁等。

·查成分

看看日常使用的化妆品是否含有常见皮肤风险成分。

表9-3列出了化妆品原料中常见的过敏原，如果有需要可查阅化妆品原料涉及的风险物质。

表9-3　化妆品原料中常见的过敏原

过敏原	类型	斑试剂量（%）/溶媒
Amerchol L101	乳化剂	50/pet
二苯甲酮-3	遮光剂	10/pet
溴硝丙二醇（布罗波尔）	防腐剂	0.5/pet
丁基羟基茴香醚	抗氧化剂	2/pet
丁基化羟基甲苯	抗氧化剂	2/pet
鲸蜡基/硬脂醇	乳化剂	20/pet
椰油酰胺丙基甜菜碱	表面活性剂	1/aq
双咪唑烷基脲	防腐剂	2/pet

续表

过敏原	类型	斑试剂量（%）/溶媒
DMDM乙内酰脲	防腐剂	2/aq
甲醛	防腐剂	1/aq
香料混合物	香料	8/pet
羟异己基3-环己烯基甲醛	香料	5/pet
咪唑烷基脲	防腐剂	2/pet
碘丙炔基正丁氨基甲酸酯	防腐剂	0.1/pet
甲基异噻唑啉酮/甲基二溴戊二腈	防腐剂	0.01/aq
秘鲁香脂	香料	0.3/pet
4-氨基苯甲酸	遮光剂	25/pet
对羟基苯甲酸酯类混合物	防腐剂	10/pet
对苯二胺	染发剂	16/pet
苯氧乙醇	防腐剂	1/pet
丙二醇	保湿剂和降低黏性剂	1/pet
季铵盐-15	防腐剂	5/pet
甲苯磺酰胺/甲醛树脂	护甲树脂	1/pet
茶树油	香精油	10/pet
羊毛脂醇	黏合剂、乳剂稳定液、降低黏性剂	30/pet

注：aq指水溶液；pet指凡士林。

（林新瑜）

第十章

虫咬皮炎

远离虫咬皮炎，
首先要做好环境和个人卫生，
避免与可能携带寄生虫的动物接触。

虫咬皮炎的定义

虫咬皮炎（图10-1），是一种由蚊子、蠓虫、螨虫、跳蚤、蜱、蜂等将口器刺入人体皮肤吸血或者将它们的毒液注入人体，引发的皮肤过敏反应和炎症疾病。在这些虫子的口器刺入皮肤的瞬间，它们的唾液会进入到我们的身体内部。这些唾液中含有大量的抗原成分，一旦进入人体，就可能会引发不同程度的毒性反应和过敏反应。

这种病症通常表现为局部皮肤红肿和瘙痒，还可能伴随疼痛感。虽然这些症状看起来并不严重，但如果不及时处理，可能会导致病情恶化，引发更严重的问题。例如，严重的虫咬皮炎可能会引发全身性的过敏反应，甚至可能会出现休克的情况。

此外，由于皮肤上的症状可能会导致患者有强烈的抓挠欲望，这可能会使皮肤表面的炎症区域被破坏，从而容易引发二次感染，所以一旦发现虫咬皮炎的症状，就需要尽快采取措施进行治疗，以防止病情进一步恶化。

预防虫咬皮炎的方法也非常重要。例如，在户外活动时，应尽量避免暴露在虫子活动频繁的地方；睡觉时，可以使用蚊帐或蚊香等防护设备，同时，也应保

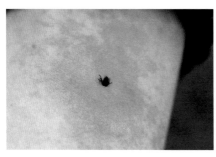

图10-1　虫咬皮炎

持皮肤清洁、干燥，避免穿着吸引昆虫的亮色衣物。

专家总结

虫咬皮炎是一种常见的皮肤病，由于其可能带来严重后果，所以我们需对其给予足够的重视，积极采取措施进行预防和治疗。

（赵蓓）

虫咬皮炎的类型

（1）蚊子、螨虫、跳蚤、臭虫、虱子等叮咬

这些虫子在叮咬时用口器刺入皮肤，释放出扩张血管的刺激性物质，最初在叮咬部位出现针头大小的红色丘疹或瘀点，继之局部肿胀并出现风团。皮疹反应的轻重因人而异，轻者仅见一小红点，无自觉症状。儿童及青年女性，容易在损害中央出现水疱至大疱，自觉瘙痒或灼痛感（图10-2）。临床上所见的丘疹性荨麻疹大多是

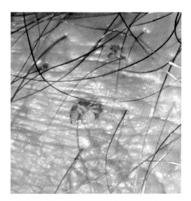

图10-2　阴虱皮疹（赵蓓供图）

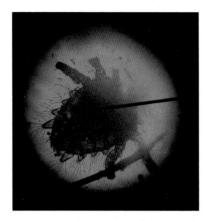

图10-3　显微镜下的阴虱（赵蓓供图）

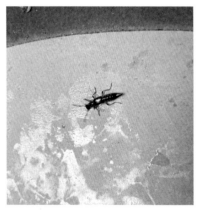

图10-4　隐翅虫（杨戈供图）

由这些虫子（图10-3）叮咬所致。

（2）隐翅虫皮炎

这是由黑色、蚁形的隐翅虫（图10-4）所致。隐翅虫身长 0.6～0.8 cm，喜欢昼伏夜出，常常循灯光飞行，并不咬人，只是飞累了暂落在人身上歇息片刻，被拍打后，就会释放似浓硫酸般的液体出来。皮肤沾染该液体后会出现红斑、水疱、脓疮甚至糜烂，有的人会出现全身中毒症状，如发热、头痛、恶心、呕吐等。

（3）蜂蜇伤

蜂的尾部有毒刺，毒刺在刺入皮肤时释放出含蚁酸和正磷酸等物质的酸性毒液。蜂蜇部位有灼痛，会出现中央有瘀点的红斑，可以迅速肿起。在组织疏松的部位如眼周，可引起明显肿胀。若同时被多个蜂蜇伤，则可造成大面积的肿胀，并出现恶心、呕吐、头晕、头痛、发热等全身中毒症状，严重时可引起中毒性休克而致死。

（4）蝎蜇伤

蝎子的末节为弯曲的钩状尾刺，内通毒腺，分泌酸性毒液，为神经性毒素和溶血性毒素。被蝎子蜇后毒性反应的强弱，常因蝎子种类不同而异，如山蝎的毒性要比家蝎强。一旦被蜇，受害者会立刻感到局部难忍的剧痛，有的可伴有瘙痒或烧灼感。随后，局部出现红肿，还可出现水疱、瘀斑，严重的甚至可发生皮肤和软组织坏死。蜇伤部位以指、趾端多见。某些山蝎蜇人后，可以不引起局部肿胀，而它们的毒素能直接作用于呼吸中枢，可使人迅速出现严重中毒症状而死亡。

（5）蜱叮咬

蜱（图10-5）分为硬蜱和软蜱两种：硬蜱多在白天叮咬宿主，吸血时间很长；软蜱叮咬多在夜间，吸血时间短，一般数分钟到1小时左右。蜱不仅吸血，而且是螺旋体、立克次体及病毒、细菌感染的媒介，可以传播蜱传回归热等。蜱叮咬后24～48小时皮肤上会出现水肿性丘疹或小结节，严重的可以出现大片水肿、水疱或瘀斑，中央常有虫咬的痕迹（图10-6）。水疱抓破后继发感染而形成溃疡。蜱在叮咬皮肤时可将唾液中能麻痹神经的毒素注入人体，而引起"蜱瘫痪"，表现为急性上行性麻痹，最后人可因呼吸麻痹而死亡，特别容易在儿童中出现。另外还可表现为"蜱咬热"。在蜱吸血后1～2日，患者出现畏寒、发热、头痛、腹痛、恶心、呕吐等症状。部分人在被蜱叮咬后还可以出现莱姆病，这是由于蜱体内携带有伯氏疏螺旋体，叮咬时，

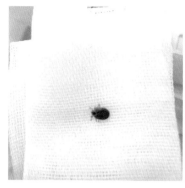 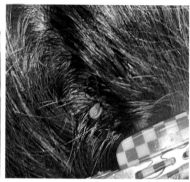

图10-5 蜱（周夕湲供图）　　图10-6 蜱虫叮咬头皮（周夕湲供图）

口器内唾液中的伯氏疏螺旋体随之注入人体，引起系统性感染。临床上皮肤表现为慢性游走性红斑。皮疹常单发，开始为圆形、椭圆形小红斑，缓慢向周围扩展。皮损中央消退后呈正常皮色或淡紫色，环的边缘比较宽，稍隆起皮面。患者在皮疹初发时，可以伴有发热、乏力、寒战、头痛、肌肉痛等症状，少数患者在数周后可出现中枢神经系统及心血管系统和关节的症状。

（6）刺毛虫皮炎

刺毛虫是黄刺蛾的幼虫，俗称"八角毛子""洋辣子"。刺毛虫生活在树林、草地中，身上有无数的针状细毛，毛上有微细的导管，内含碱性毒液。如刺毛虫的毒毛刺入皮肤，毒液注入皮内，可引起皮炎。另外，毒毛污染物品，如晒洗的衣服、被褥等，当人再接触这些沾有毒毛的物品时也可以间接引起皮损。在外露部位，毒毛刺入部位的中心出现米粒大丘疹，周围有水肿性红斑，数小时后红斑消失，留有米粒大丘疹，自觉瘙痒，手抓或触摸皮疹时局部疼痛。有的可表现为荨麻疹、水疱，一般全身症状较轻。

（赵蓓）

容易得虫咬皮炎的季节

虫咬皮炎的发生主要集中在春季和夏季，尤其是天气炎热、潮湿的地区。不同种类的虫咬皮炎具有各自的季节性特点。

蚊子叮咬型皮炎多发生在夏秋季节，这是因为气温升高、湿度增大是蚊子繁殖和活动的适宜条件。此外，黄昏和晚上是蚊子最活跃的时段，因此这个时间段人们更容易被蚊子叮咬。

螨虫叮咬型皮炎的高发季节通常是春末至夏初和秋季，特别是在气候温暖潮湿、降雨频繁的环境中，螨虫活动更为频繁。

跳蚤叮咬型皮炎则多发生在秋冬季节，这与跳蚤的生活习性有关。跳蚤喜欢寄生在宠物或野生动物身上，当天气变冷时，这些动物会寻找暖和的地方，与人接触增多，从而增加了人类与跳蚤接触的机会。

隐翅虫在春季和秋季的活动频率较高，尤其是在温度20～30℃、湿度70%～90%的环境中，隐翅虫的繁殖力最强。然而，由于隐翅虫可以在室内生存，并且在冬季通过寻找暖和的地方来避寒，所以它们全年都可引起皮炎。

蜂蜇伤和蝎蜇伤的发生则主要集中在春夏季节，因为这两种虫子在温暖的季节里活动较为频繁。

蜱蜇伤的高发期是春末到夏季，这与人们户外活动较多以及蜱虫处于活跃期有关。

刺毛虫皮炎的高发季节是6～9月，也就是刺毛虫的繁殖季节。在这个时期，刺毛虫的数量会显著增加，人们接触到刺毛虫的概率也相应提高。

（赵蓓）

容易引起虫咬皮炎的虫子

（1）飞行类

①蚊子：全球分布广泛，特别在热带和亚热带地区。

②蜂：包括蜜蜂、胡蜂等，它们的叮咬可能导致剧烈的疼痛，并可能引起过敏反应。

③蠓虫：主要活动于夏秋季节的傍晚，常聚集在灯光下。

④隐翅虫：隐翅虫喜欢潮湿的环境，在温暖的季节更为活跃。

（2）爬行类

①蚁类：种类繁多，其中红火蚁等蜇人可能导致剧烈的疼痛和红肿。

②蝎子：叮咬可能导致剧烈的疼痛，并可能引起过敏反应。

③蜈蚣：一些大型种类的蜈蚣叮咬可以引起严重的疼痛。

④蜘蛛：某些种类的蜘蛛叮咬可以引发剧烈的疼痛和皮肤红肿。

（3）寄生虫类

①螨虫：包括尘螨、粉螨等，这些小型寄生虫可以在人类的皮肤上引发过敏反应。

②跳蚤：通常寄生在家养或野生动物身上，但也会叮咬人类。

③臭虫：以人类的血液为食，其叮咬可引起过敏反应。

④蜱和虱子：叮咬后可导致皮肤红肿和瘙痒，有些种类还可能传播疾病。

（4）毛虫类

①刺毛虫：6～9月为活跃期，刺毛可以刺入皮肤引起过敏反应。

②松毛虫：寄生在松树上，其毒性刺毛可引起皮肤严重过敏反应。

③桑毛虫：其毛刺可能对人类皮肤产生刺激。

（赵蓓）

虫咬皮炎的症状

（1）叮咬部位的反应

虫咬皮炎最初的症状通常在被叮咬的部位出现。这可能表现为局部的红肿、疼痛、瘙痒和刺痛感。在一些情况下，可能还能看到叮咬点中心的小孔或者是微小的血点。

（2）皮肤病变

随着时间的推移，虫咬处可能会出现丘疹、风团、水肿性红斑、水疱疹、丘疱疹、瘀点、瘀斑等不同类型的皮肤病变。这些病变可能散在分布，也可能成片，泛发全身。虫咬皮炎可能发生在身体的任何部位，只要是暴露在外并且可以被虫子接触到的地方都可以发生。

（3）瘙痒和刺痛

虫咬皮炎最常见的症状就是瘙痒。在某些情况下，这种瘙痒可能非常剧烈，以至于影响患者的日常生活。此外，叮咬部位可能还会有刺痛感，尤其是在叮咬后的最初几小时内。

（4）全身症状

在严重的情况下，虫咬皮炎可能导致全身症状，如恶心、呕吐、头晕、头痛和发热等。这些症状可能是由虫子叮咬时注入皮肤的毒素进入血液循环所引起的。

（5）过敏反应

一些人可能对某些虫子的毒素过敏，这可能导致虫咬皮炎的症状更加严重。在极端的情况下，这可能导致过敏性休克——这是一种紧急的过敏状况，需要立即就医。

专家总结

虫咬皮炎的症状因人而异，既可以是轻度的瘙痒和红肿，也可以是严重的全身症状。如果您认为自己可能患有虫咬皮炎，并且症状持续不减轻或者加重，建议及时就医，以便得到适当的治疗。

（赵蓓）

问题92：

被蜂蜇伤了怎么办？

被蜂蜇后的处理通常包括以下几个步骤。

（1）离开现场

首先，您需要尽快离开被蜂蜇的地方以避免再次被蜂攻击。蜂在蜇人后会释放出一种警告性的信息素，这可能会吸引更多的蜂。

（2）拔除毒刺

蜂蜇人后往往会在皮肤上留下一个毒刺，您应该立即将其拔除。但请注意，不要用手指直接去夹，因为这可能会挤压到毒囊，使得更多的毒液进入体内。最好使用镊子或者硬塑料卡片等工具，轻轻刮去毒刺。

（3）清洁伤口

用肥皂和清水轻轻清洗被蜂蜇的部位，然后用干净的布或绷带覆盖住伤口，防止感染。

使用冰敷：将冰块包裹在毛巾或者塑料袋中，然后放在被蜂蜇的地方可以帮助缓解疼痛和肿胀。每次冰敷时间不超过15分钟，以防冻伤。

（4）应用药物

需要在医生的指导下使用药物，可以外涂5%的碳酸氢钠溶液（蜜蜂蜇伤）或5%的醋酸溶液（胡蜂蜇伤）来中和毒液。如

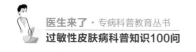

果瘙痒严重，可以涂抹含有氢化可的松的抗痒霜。

（5）观察情况

在被蜂蜇后，需要密切观察身体反应。如果出现呼吸困难、心跳加速、面部肿胀、昏迷等全身过敏反应，应立即拨打急救电话，并向医务人员说明被蜂蜇的情况。

（6）就医

如果被蜂蜇的部位红肿不退，持续疼痛，或者出现发热、恶心、呕吐等症状，可能是感染的表现，应立即就医。对于已知对蜂蜇有过敏反应的人，在被蜂蜇后应立即就医，医生可能会给予糖皮质激素或者肾上腺素等药物治疗。

（7）预防措施

当户外活动时，尽量穿长袖长裤并系紧袖口和裤腿，避免穿花色衣物和使用香水，以免吸引蜜蜂。看到蜂巢或者听到蜜蜂嗡嗡声时，应安静平稳地离开。

专家总结

被蜂蜇后的处理应注重速度和正确性，尽快减轻疼痛，预防感染和过敏反应。如果症状严重或者不适持续，应立即寻求医疗帮助。

（赵蓓）

问题93：

得了螨虫皮炎怎么办？

螨虫皮炎是由螨虫侵入皮肤引发的一种常见皮肤病。得了螨虫皮炎，首先要清楚这是一种可以治愈的疾病，并且有一系列的处理方法。但需要注意的是，不同人的情况会有所不同，因此具体的治疗方案应由医生根据患者的具体病情来制订。

对于症状的处理，局部止痒是非常重要的。痒感可能导致患者反复抓挠，从而引发细菌感染。因此，可以外用各类止痒药，如炉甘石洗剂和樟脑搽剂等。同时，外用制剂如丁酸氢化可的松乳膏也是一个很好的选择，因为它既可以有效地减轻炎症反应，又可以缓解痒感。在外用药物的同时，口服抗过敏药物也是一个很好的辅助治疗方式，如抗组胺药，能够有效地缓解痒感和红肿。如果有必要，医生可能还会建议使用口服抗生素，以预防或治疗由抓挠引起的细菌感染。

除了药物治疗，生活中的一些习惯也可以帮助缓解螨虫皮炎的症状。保持皮肤清洁是最基本的一步，每天使用温和的无皂基洁面产品清洁皮肤，避免使用热水，因为热水会进一步让皮肤干燥和刺激皮肤。保湿也是非常重要的，可以使用适合"敏感肌"的无香料保湿产品。

（赵蓓）

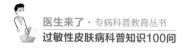

问题94：

隐翅虫皮炎怎么处理？

隐翅虫皮炎是由隐翅虫毒液接触皮肤而引起的一种炎症反应。如果不及时正确地处理，可能会导致皮肤严重受损，甚至出现感染。以下是一些有效的应对方法和治疗步骤。

（1）发现隐翅虫

如果您注意到隐翅虫落在皮肤上，避免直接用手拍打以防止其释放过敏原，可以轻轻地用气流将其吹走。

（2）清洁皮肤

如果皮肤已经有炎症反应，尽快用肥皂水清洗伤口，减少过敏原的残留，并有助于预防感染。

（3）外用药物

在清洁完毕后，可根据症状的严重程度选择使用抗过敏药膏或糖皮质激素类药膏。例如，炉甘石洗剂可帮助消炎止痒，而丁酸氢化可的松乳膏等糖皮质激素类药膏可以有效缓解红肿和瘙痒症状。这个部分需要结合医生对于皮疹状态的建议进行处理，不要自行处理。

（4）冷敷和涂药

当皮肤红肿明显或者出现糜烂时，可以使用1%～2%硼酸溶液或1∶5000高锰酸钾溶液进行冷敷，以降低皮肤温度并缓解症状。待渗液减少后，再涂抹含有氧化锌的药膏，帮助减少皮肤渗出。

（5）口服药物

如果瘙痒感非常强烈，影响日常生活，可口服抗组胺药如西替利嗪等，减轻过敏反应和瘙痒症状。

（6）抗感染治疗

如果出现脓疱或者伤口有感染的迹象，应立即就医，医生可能会给予抗生素进行系统的抗感染治疗。

请记住，以上建议仅作为初步的自我应对措施，如果症状持续不改善或者加重，应尽快就医，以免延误病情。

（赵蓓）

| 实用技巧 |

虫咬皮炎的预防

预防虫咬皮炎，首先要做好环境和个人卫生，以及避免与可能携带寄生虫的动物接触。以下是一些实用的预防策略。

（1）维持清洁的环境

保持居室干净整洁，并定期清理废弃物，以杜绝虫子的滋生。此外，床上用品、衣物等应定期清洗晾晒，以消除可能藏匿的虫子。

（2）夜间封闭窗户

尤其在夏季，蚊虫活动频繁，因此晚上睡觉时应关

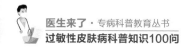
闭纱窗或使用蚊帐，以防止蚊虫进入室内。

（3）关注宠物的健康

有宠物的家庭要定期为宠物做驱虫处理，以防止跳蚤或其他寄生虫的出现。如发现有寄生虫，应及时处理，并喷洒杀虫剂。

（4）谨慎选择户外活动地点和时间

避免在黄昏或者凌晨这两个蚊虫活动高峰期外出。如果要去野外，应尽量避开水边、草丛和树丛，这些地方往往是蚊虫活动的主要区域。

（5）正确处理虫咬

被虫子叮咬时，不要直接拍打，而是将其轻轻掸落，避免激发虫子的攻击性或者让毒液进一步渗入皮肤。

（6）避免使用草编制品

草编制品的缝隙容易藏匿虫子，尤其对于小孩来说，他们的皮肤更加敏感，容易发生虫咬皮炎。所以，尽量不要在床上使用草编制品。

（赵蓓）

第十一章

接触性皮炎

有效地避开敏感性接触性致病物质，可以大大减少或杜绝接触性皮炎的发生。

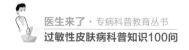

接触性皮炎的定义

接触性皮炎是指由皮肤接触环境中的某些物质造成的皮肤炎症性反应。

在生产力高速发展、新产品日新月异、环境污染还未解决的现代，人们生产及生活环境中接触性致病因子越来越多。如食物中的化肥、色素、催熟剂、保鲜剂；衣物中的防皱剂、柔软剂；各种各样的化妆品；各种各样的建筑材料，等等。

接触性皮炎病因复杂，临床表现多样，不典型的接触性皮炎越来越常见，使用可靠的接触性过敏原实验检测技术，可以及早发现病因，对症下药，使疾病早日痊愈，免去由于诊断不明确而盲目治疗造成的浪费。

此外，研究生活中常见的刺激物及过敏原对于预防职业性及非职业性接触性皮炎的发生有重要意义。职业培训前的检测试验及风险预测可以使职工避免接触其敏感的刺激物或过敏原，选择合适的职业，不但避免了因盲目培训而造成的浪费，也免除了工作以后发生皮炎所导致的医疗花费。发生皮肤炎症性反应后的及时检测，更可起到早发现、早治疗的目的，不至于使职工由于贻误治疗而造成全部或部分劳动力丧失，给家庭及社会带来负担。工业产品、日用消费品、药品中新的化合物上市前的刺激性、过敏性的实验预测研究，可免去由于缺此步骤而造成接触性皮炎的流行。

（刘杨英）

接触性皮炎的分类

以往对接触性皮炎的病因及发病机制，仅认识到皮肤刺激及迟发型变态反应。经过近代广泛研究，对于接触性皮炎的认识要比过去丰富得多。根据接触性皮炎的病因及发病机制，接触性皮炎至少可分为以下几类。

（1）皮肤刺激

皮肤刺激又称为原发性刺激，指外界物质通过非免疫性机制造成的皮肤反应。反应可以在接触后很快发生，也可是微小损伤慢性反复积累的结果。去除接触物后，炎症反应不能马上消退。临床表现多样，从轻微的皮肤发红、脱屑到红斑、风团、溃疡、坏死及湿疹样改变均可发生。其机制可能与刺激物直接破坏组织细胞，影响神经、血管、运动等有关。每个人对刺激物的敏感性差别较大。但如果刺激物刺激性足够强，任何人均可发生反应。

（2）变应性接触性皮炎

变应性接触性皮炎（图11-1）即一般所指的接触性皮炎。由接触过敏原致敏，仅有少数人经过一段时间接触后才发生反应。初次致敏往往需要几天才出现症状，

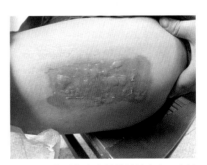

图11-1 典型的变应性接触性皮炎，由外贴膏药引起，边界清楚，略大于膏药面积，中央有很多水疱（周夕湲供图）

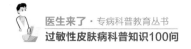

而致敏后如再接触相同过敏原则多在48小时左右产生反应。去除接触性过敏原后，炎症反应不能马上消退。其临床表现多样，如湿疹样、多形性红斑样、扁平苔藓样及色素改变等均可发生，机制为迟发型变态反应。

（3）速发型接触性反应

该反应在接触某种物质后数分钟至数小时内发生，并在24小时内消退。临床表现多样，可以表现为一过性潮红、红斑、风团及湿疹样改变等。去除接触物后炎症反应可以很快消退，由免疫性机制或非免疫性机制引起。

（4）光毒性及光变态反应

光毒性及光变态反应又称为光敏感，指皮肤接触或全身吸收某种物质后，再照光所引起的皮肤反应。其中由非免疫性机制引起的反应称为光毒性反应，由免疫性机制引起的反应称为光变态反应。

（5）系统性接触性反应

系统性接触性反应指在和某种过敏原接触后，全身再次吸收该物质所引起的皮肤反应。可表现为泛发性湿疹、汗疱疹、血管炎等。如镍过敏者，食入镍后可发生双手汗疱疹样改变。对庆大霉素过敏者，肌内注射庆大霉素可以发生泛发性湿疹。发病机制为变态反应。

（6）非湿疹样接触性反应

除经典的湿疹样改变外，接触性皮炎还可表现为多种类型的反应，如毛囊炎样、剥脱性皮炎样、紫癜样等，机制有的为变态反应，有的不明。

（刘杨英）

接触性皮炎的诱因

能引起接触性皮炎的物质很多，常见的有以下几种。

（1）动物性

皮革、毛类、羽绒制品、昆虫分泌物等。

（2）植物性

如生漆、荨麻、无花果、银杏、杧果等。

（3）化学性

如香水、染发剂等化妆品；清凉油、红汞、磺胺粉等外用药；"敌敌畏""六六六"等农药；机油、橡胶、塑料等化工原料及其产品；镍、铬盐及汞剂等重金属类。

此外，皮肤接触光敏性物质如焦油类、氯丙嗪、蒽、无花果、香料等，经过一定时间的日光（紫外线）照射以后，可引起光毒性或光敏性接触性皮炎。

接触性皮炎属于迟发型变态反应。其接触的致敏物中有些本身具有抗原性，而多数为低分子化学物质，属半抗原，需与表皮细胞膜蛋白结合才能成为抗原，再被表皮朗格汉斯细胞捕获携带至局部淋巴结，全T淋巴细胞并在朗格汉斯细胞及角质形成细胞所产生的一种炎性白细胞介素的物质称表皮胸腺细胞活化因子的共同作用下，使辅助性T淋巴细胞产生白细胞介素，进一步使T淋巴细胞活化、增殖，产生效应T淋巴细胞，使机体对此抗原致敏，当再次接触该抗原时则与之反应，释放各种淋巴因子，激发炎症反应，出现细胞浸润、血管扩张、通透性增加。

（刘杨英）

接触性皮炎的常见表现

对接触性皮炎的广泛研究已经发现，接触性皮炎绝不仅限于经典的染发过敏或眼镜框过敏，具有接触史明确，皮损局限于接触部位，皮疹为单一性、边界清楚，病程短，不易复发等特点。接触性皮炎几乎可以与所有常见的皮肤病类似，如湿疹、多形性红斑、紫癜、荨麻疹、扁平苔藓、发疹样皮疹、红皮病、肉芽肿、银屑病、大疱性表皮松解症、色素改变及光敏性皮炎等改变。全身症状也可发生，如接触性荨麻疹，可以发生过敏性休克样反应，并且危及生命。

变应性接触性皮炎曾称变应性湿疹样接触性皮炎、中毒性皮炎、接触性湿疹、工业性皮炎等，系由敏感个体再次接触过敏原所引起的变应性湿疹样皮肤反应。习惯上所说的接触性皮炎即指此型。

变应性接触性皮炎通常发生在接触部位，一般表现为湿疹样损害，轻者为边界清楚的淡红斑、稍有水肿，表面可以有针尖至粟粒大小的丘疹。重者可有明显红斑、肿胀，在此基础上出现密集丘疹、水疱甚至大疱。继发损害可以发生糜烂、渗液、结痂。如继发感染可以有脓疱。组织疏松部位，如眼睑、口唇、阴部的变应性接触性皮炎，可以表现为边界不清的弥漫性肿胀，皮纹消失。如染发过敏，临床表现为眼睑及面部弥漫肿胀，颇似血管性水肿。

变应性接触性皮炎发生部位一般与接触部位一致，但气体、粉尘等则不一定。由于搔抓等因素可以将过敏原带到其他部位引起发疹，如指甲油，可以引起眼睑皮炎。过敏原被全身吸收后也可以在远隔部位产生皮疹。自觉症状一般为瘙痒，也可有烧灼感或痛感。少数人还可出现面色苍白、发热、恶心等全身症状。急性变应性接触性皮炎在过敏原去除后，一般在数日内痊愈，但如果持续接触过敏原，则皮损反复发作会转为慢性肥厚性损害，迁延难愈。

（刘杨英）

问题95：

得了接触性皮炎怎么办？

（1）急性接触性皮炎的处理

①去除病因。

②保护皮肤：即使是炎症很轻的皮炎，皮肤屏障功能已经受到破坏，故是需要局部外用营养保护性的药物及抗感染药物的。

有时轻度的皮炎使用单一保护霜即可痊愈，如因春季干燥多风造成的面部轻度脱屑性淡红斑，用硅霜即可奏效。要注意一般在临床症状明显改善以后，皮肤的屏障功能在数周后才能恢复。糖皮质激素不能改善皮肤的屏障功能。最近研究表明，在镍皮炎治疗过程中，外用糖皮质激素的同时，加用促进表皮屏障功能修复的防护霜可大大促进皮炎痊愈。

③外用治疗：急性湿疹样损害，包括水疱、渗出等，应进行湿敷。可用生理盐水、硼酸、次乙酸铝或1：10 000高锰酸钾液湿敷。轻度无水疱、渗出的损害可用糖皮质激素霜外用。坏死性皮损如化学烧伤要仔细清洗创面，然后涂抗菌药膏，严重者尚需切除坏死组织，植皮以减少瘢痕。

④内用治疗：对于泛发的严重的变应性接触性皮炎或多形性红斑样发疹等需要内用糖皮质激素，而一般轻度的接触性皮炎，用口服抗组胺药止痒即可。

（2）亚急性接触性皮炎的处理

①去除病因。

②外用糖皮质激素：亚急性接触性皮炎的治疗主要是外用糖皮质激素。糖皮质激素的选择很有学问。弱效糖皮质激素如醋酸氢化可的松，通常用于面部及皱褶部位；强效糖皮质激素如倍他米松主要用于手足部；超强效糖皮质激素如丙酸氯倍他索主要用于手部、足跖等部位及角化性皮损。应注意，糖皮质激素的效力不但与糖皮质激素的种类有关，还与其浓度及剂型

有关。如氢化可的松在低浓度情况下属于弱效糖皮质激素，在高浓度或加上促渗剂时，则变为强效糖皮质激素。外用糖皮质激素的剂型也要慎重选择，以加强疗效、减少副作用。如毛发区可用洗剂或霜剂，皱褶部位可用霜剂。慢性干燥、肥厚、角化的损害可用软膏及硬膏。

③抗感染：亚急性接触性皮炎容易继发细菌或真菌感染，此时应使用抗感染药膏。市面上已有许多糖皮质激素、抗生素、抗真菌药复合物，如复方康纳乐霜。这些药膏含有一些常见的过敏原，如新霉素、乙二胺等，敏感者应避免使用，应换用致敏力低的抗感染药物。

④保护皮肤：避免一切可能加重皮炎的因素，如使用碱性较弱的香皂、宝宝皂，使用一些保护性乳膏，避免皮肤干裂等。对于一些皮肤干燥、细皲裂明显的亚急性接触性皮炎，仅使用糖皮质激素常难以奏效，加用一些富含水的霜剂或乳膏，则可明显改善治疗效果。

（3）慢性接触性皮炎的处理

某些接触性皮炎会发展成慢性，经久不愈，这多是由于环境中的刺激因子及过敏原不能完全去除及患者皮肤屏障功能被破坏。如在护士、理发师、园艺师及家庭主妇中发生的手部皮炎，如果不主动停止工作，难以痊愈。

有些过敏原由于在生活中存在广泛而使敏感者不可能完全避免，如铬、镍过敏，对这类患者，帮助其把与过敏原的接触率降

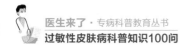

到最低是必要的。

治疗主要使用外用糖皮质激素。严重的病例，如对菊科植物引起的慢性光化性皮炎，也可试用小量糖皮质激素加免疫抑制剂。有些病例，可以试用光化学疗法。对于慢性皲裂性损害，还可用焦油制剂封包及糖皮质激素封包治疗。但是切记，慢性接触性皮炎的首要治疗还是去除病因，如果不能找到并去除病因，任何过度治疗都是得不偿失的。

（4）接触性荨麻疹的处理

免疫性机制引起的接触性荨麻疹，在去除病因后，可以使用抗组胺药治疗；非免疫性机制的接触性荨麻疹主要用糖皮质激素及非甾体抗炎药治疗。

（刘杨英）

| 实用技巧 |

接触性皮炎的皮肤护理

床上用品需用热水（＞55℃）定期清洗，对棉絮、被褥应勤用阳光暴晒。应定期清洗窗帘、空调滤网及抱枕等。保持室内空气清新，开窗通风。

穿宽松、舒适的棉质衣服，避免化纤、金属等易致敏材质的衣服。洗衣服时选择温和的洗涤剂，应清洗干净，避免洗涤剂残留在衣服上。

饮食清淡，多饮水，每天摄入2 000～2 500 ml水，多吃富含维生素的食物，如蔬菜、水果等。避免进食辛辣食物。

避免强烈日光或热风刺激皮肤，注意防晒，保湿修复。

洗澡水应以温水为宜，洗澡时间不宜过长。

避免搔抓皮损，禁用热水、肥皂水，因肥皂水为弱碱性，而皮肤表面皮脂膜为弱酸性，肥皂水会破坏皮脂膜引起皮肤水分丧失，加重皮肤损伤。

（钟陈萍）

| 延伸阅读 |

如何确定自己接触的过敏原

从接触性皮炎的临床表现可以看出，虽然接触性皮炎的发病机制及临床表现很容易理解，但找到接触性皮炎的病因绝非易事。由于人们在生产及生活中接触成千上万种物品，寻找过敏原有时是十分复杂的事情。如在英国的一个工厂里，洗衣车间的工人发生了湿疹大流行，3个月内，106名工人中26人被累及，表现颇似气源性接触性皮炎。厂医逐一排除了手套、防锈剂、润滑油、液体肥皂及防护霜，仍不能找到病因，最后在皮肤病专家的帮助下，在洗衣房里发现了一种肥皂中含有的光变应原是过敏原。急性接触性皮炎往往起病急，仔细回忆发作前几天内的工作及生活接触物，如衣物、化妆品、浴液、香皂等的变化及外用的药物等，通常可以找到线索。

怀疑为接触性皮炎，要从职业及非职业两方面的接触来分析。职业接触物包括生产过程中的原料及产品、中间产物、运输工具、贮存工具、邻近车间的原料及产品，生产过程中的卫生防护用具，如肥皂、防晒霜、面罩等。工厂医务室中常用的药物及用具也应考虑在内。对于不同职业常见的刺激物及过敏原应有充分了解，做到心中有数。非职业的接触，包括居家、旅游、业余爱好，如钓鱼、养花、绘画、照相等。瞿保国等报告，某居民楼周围发生了皮炎流行，皮炎主要发生在外露部位，急性期表现为红斑、瘙痒、针尖大小的丘疹、丘疱疹，触之刺痛，有些患者还出现湿疹化、渗液，长期不愈则局部角化肥厚，病因不明。经仔细研究，患者的皮损及患者的分布，发现患者居室周围均有仙人掌，最后证实皮炎系由仙人掌毛刺引起的刺激性皮炎。

瘙痒是常见的症状，程度随个体差异变化很大，有些人全无瘙痒，有些人则彻夜难眠。刺激性接触性皮炎一般有刺痛感，光毒性皮炎也多有疼痛。接触性荨麻疹除瘙痒外还有刺痛感，在洗掉接触物后很快消失。有些患者还可能出现全身症状，如乏力、发热，以及恶心、呕吐等。

用药史也是不容忽视的一环。许多接触性皮炎并非原发接触物所致，而是治疗用药所致。而许多患者由于缺乏认识，认为外用药是治疗疾病的，不会引起疾病，所以在医生问询接触史时往往不报告用药史，造成漏诊。如一患者腕部被开水烫伤后，将某种药物外用，结果发生了水疱渗液，如果仅诊断为烫伤，则忽略了可能的药物接触性皮炎。另外，对某种药物接触过敏后，再次内服或注射同种或同类药物，可以引发对称性的全身性皮炎，或其他系统性接触性反应，所以服药史也很重要。

斑贴试验在皮肤科学中的应用已经有100多年的历史，对接触性皮炎诊断的可靠性已得到了充分证明。斑贴试验的应用促进了接触性皮炎与皮肤变态反应学科的发展。由于接触性皮炎临床表现多样，大量研究发现无论是临床医生还是患者本身的推测往往是不可靠的，斑贴试验往往可以发现意想不到的病因。在多年的实践中，斑贴试验的可靠性已经得到了充分的证明。

（刘杨英）

问题96：

得了接触性皮炎，需要注意什么？

（1）皮肤管理

避免搔抓、摩擦或肥皂水洗涤等，以减少创伤、出血。保持床单干燥、柔软、平整、无皱褶，随时清除床上的皮痂、皮屑和药痂，以保持床单的干净，减少刺激，减轻瘙痒。

保持环境温度和湿度适宜，室温维持在20℃左右、湿度保持在50%～60%是人体感觉最舒适的环境。夏季开空调的时间不宜过长。

可通过阅读书报、听音乐、看电视，或者与亲友聊天等方式转移注意力。如感觉瘙痒难忍，可用手掌轻轻按压、拍打或按摩，代替抓痒。保持良好的情绪，突然的情绪变化可使瘙痒加重。

（2）穿衣指导

患者宜穿着纯棉织品，尤其是贴身的服装，且衣领部位不宜紧小或过硬；穿着的衣服要柔软、宽松，从而避免衣物摩擦刺激皮肤。尽量避免人造纤维和毛织品直接接触刺激皮肤而使病情加剧。

（3）洗浴指导

接触性皮炎患者禁止过度洗浴。许多患者因为皮肤的瘙痒而频繁地用热水、肥皂、香皂（尤其是硫黄皂、中药皂）擦洗皮肤，此种方法是错误的。

正确的做法是：

①洗浴频率：每周1～2次。

②水温：温水即可，若患者能接受，水温偏低些更佳，忌用烫水洗浴。

③皂类的使用：正常皮肤可用性质温和的皂类，有皮损的部位尽量避免接触，因其可使皮损加剧。

④保湿：洗浴之后可使用皮肤保湿剂，滋润皮肤，改善皮肤屏障功能，减少复发。

（4）饮食指导

推荐摄入高能量、高维生素、易消化的食物，促进康复。不应饮酒、饮浓茶及咖啡，禁止进食刺激性食物。有条件者最好进行过敏原筛查，避免进食易过敏食物；没有条件进行过敏原筛查者尽量避免进食可能诱发过敏的食物，如鱼、虾、蟹、鸡蛋、牛奶等。但需要强调的是，患者不应盲目忌食，应观察进食某种食物是否与疾病有关，只有在进食某种食物后病情加剧才忌食。

（刘杨英）

问题97：

得了染发皮炎怎么办？以后还能染发吗？

在理发、美发、护发等操作过程中，不可避免需接触清洁剂、烫发剂、染发剂、护发剂等。这些物质本身及其中的某些原料、中间体对皮肤可产生刺激或致敏作用而发生皮炎。如长期、

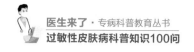

反复接触清洁剂如肥皂、洗发水等，手部皮肤受刺激而发生刺激性或变应性接触性皮炎。

烫发剂由卷发剂、定型剂等组成，它们分别由还原剂（如巯基乙酸铵）、碱基（如稀氨溶液、碳酸氢铵、氢氧化钾、乙醇胺）等化合而成。染发剂包括头发漂白剂（如过氧化氢）、脱染剂和染色剂等，染色剂的染料包括天然染料（如指甲花、红花等）、合成染料（如对苯二胺/邻苯二胺、4-氨基苯酚等）。护发过程包括焗油、调理上光及使用护发素等。用于定型、拉直、染色、漂白、焗油等的化学物质都是潜在的接触性刺激物和致敏物，除引起皮肤刺激外，时常由刺激性皮炎发展成变应性接触性皮炎。常见的过敏原是染发剂中的对苯二胺，定型剂中的巯基乙酸甘油酯，这些物质常对皮肤产生刺激或致敏作用而发生皮炎。

染发皮炎多见于职业从事理发、美发、护发的发型师。皮损好发手掌、指部、手背等处，皮损弥散，界限清楚。皮炎最常见，轻者出现红斑、肿胀，自觉瘙痒，重者可出现水疱、糜烂、渗出，易继发细菌感染，有灼痛。长期接触清洁剂，皮肤可变得粗糙，继而角化，出现皲裂或苔藓样改变。皮炎反复发作，愈后多在接触部位遗留色素沉着。吸入烫发、染发液气体，有部分人可发生荨麻疹，停止接触，经1～2周皮炎逐渐消退或痊愈；重者及伴感染者病程较长。再接触可再发。

染发皮炎的皮损一般无特异性，多数起病急，可在染发当天或几天后出现头皮发红、水肿，甚至发生水疱、糜烂、溃疡等症状，有的可扩散至面、颈、上胸部等。手部接触染发剂后也可出现以上症状，自觉有不同程度的瘙痒、染发后灼热或胀痛等。如皮肤出现广泛皮疹，或反复发作，最后可引起剥脱性皮炎。建议加强个人防护，在接触烫发剂、染发剂时要戴手套；尽量选用高安全性、无臭、无刺激性、不致敏的烫发剂、染发剂。

（刘杨英）

问题98：

宝宝得了接触性皮炎，家长应该注意些什么？

宝宝发生接触性皮炎，通常发病较急，表现为红斑、丘疹和水疱等情况。在病症比较严重的情况下，局部红肿更加明显。宝宝接触性皮炎的实质是在黏膜或皮肤接触刺激物或致敏物后，接触部位发生的急性皮炎。此病需要在详细检查之后，有针对性地治疗。作为家长可以做到以下几点。

（1）脱离接触

这是治疗接触性皮炎最重要的方法，只有脱离接触才能防止病情复发或是加重，如宝宝对某种护肤品过敏，就要注意避免让宝宝再次使用该护肤品，这样才能避免皮炎的再次发生。

（2）及时治疗

在宝宝刚发生接触性皮炎时，皮损并不严重，这时应及时治疗，可选择一些经检测不含过敏原的天然草本成分药膏涂抹，以减轻皮损部位的瘙痒感，一般经治疗后两周左右可康复。

（3）注意饮食

在宝宝患接触性皮炎期间，一定要注意合理选择食物，应以清淡食物为主，不要让宝宝吃刺激性食物，还有一些易引起过敏反应的食物也应避免，如鱼、虾等，建议多吃一些新鲜的蔬果。

（4）其他护理

注意不要让宝宝用刺激性的沐浴露或者洗发水，就算接触性皮炎痊愈了，也应避免这类洗护用品。另外还要注意衣物的选择：化纤的衣物会加重接触性皮炎症状，所以最好选择纯棉的衣服，且要注意清洗干净。

预防宝宝发生接触性皮炎，关键在于避开各种致敏物质，并做好饮食护理工作，严格遵循医嘱来治疗，这样才能在发生接触性皮炎时更好地消除，防止其反复发作。接触性皮炎如防护不当继发感染，会导致皮肤健康严重受损，所以一旦出现接触性皮炎，应及时处理。

（刘杨英）

问题99：

接触性皮炎患者能打疫苗吗？

如果患者对该疫苗成分（包括主要成分和辅料成分）过敏，不能接种该疫苗；如果患者目前处于接触性皮炎的急性发作期或者在治疗中且病情还没有得到有效控制，也暂时不宜接种。也就是说，对于经过治疗后，症状稳定的接触性皮炎患者，可以进行疫苗接种。

（刘杨英）

问题100：

在日常生活中如何预防接触性皮炎？

预防是根除接触性皮炎的关键。由于接触性皮炎是接触某些物质所引起的皮肤炎症反应，并随再次接触而复发，因此，采用合理的防护手段使敏感者有效地避开其过敏性接触性致病物质，可以大大减少或杜绝接触性皮炎的发生。临床上使用一种防护霜形成护肤壁，使许多接触性皮炎患者解除了痛苦。最典型的病例是一老年男性，工作中接触乙酸乙酯、环氧树脂、丙酮等多种化学物质，发生了严重的气源性接触性皮炎，每次只要进工作间，颜面、颈部、双手、双上肢可发生大片红斑、水疱，剧烈瘙痒，持续数日不退。虽然症状可以经治疗消退，但不能控制复发，每每于进工作间后发作，患者极度痛苦。经使用防护霜形成护肤壁后，再进工作间，患者皮肤炎症反应大为减轻，仅在颜面部出现少量淡红斑，困扰患者多年的顽症终于得以消除。在日常生活中预防接触性皮炎需注意以下几点。

（1）学习和掌握接触性皮炎知识

这是个人预防的前提。一个不具备接触性皮炎基本知识的人是难以预防接触性皮炎的。比如有人为追求清洁，每日反复洗手，或用碱性强的洗涤用品洗手，结果造成了手部接触性皮炎。有人在患接触性皮炎后，以为越清洁越好，盲目清洗，结果造成症状加重。有些人为止痒，将大蒜汁外用结果招致接触性皮炎。还有些人为治疗关节炎，盲目使用"中药"局部揉搓，结果发生了大疱性接触性皮炎。这些均是缺乏接触性皮炎知识的结果。

（2）建立正确的利于皮肤的生活与工作习惯

每个人都处于一定的生活及工作环境中，保持良好的工作及生活习惯是预防接触性皮炎的必要条件。如慢性刺激性皮炎多由慢性刺激反复累积引起，因此，能够在接触过程中使皮肤得到保护及充分休息、恢复的机会是必要的。不良的生活习惯如舔唇，可以造成干燥性唇炎；喜欢玩硬币，也常造成手部接触性皮炎。

（3）建立低风险的个人环境

个人生活及工作环境中的温度、湿度、粉尘、日光等可以直接影响接触性皮炎的发病和预后，应根据自己的皮肤条件，建立适合自己的小环境。

（4）选择合适的防护用品

根据自己的实际情况，选用防护手套、防护霜等。

（刘杨英）

第十二章

饮食指导

面对食物过敏，
我们需要的是科学、
理性和个体化应对策略，
而不是一味地忌口。

过敏体质人群的饮食指导

过敏性疾病会影响身体的各个组织、器官和系统，尤其是呼吸道、皮肤黏膜和消化道，轻者会出现皮肤红斑、黏膜糜烂、呼吸困难、心率加快等，严重的过敏反应甚至会危及生命。很多人担心自己出现严重的过敏反应，因此很多食物都不敢吃，或者特意多补充某些食物来预防疾病的发生。实际上，"啥都不敢吃"或"专吃某些食物"都不是最佳的选择。过敏反应其实是一种免疫反应，刻意避开某些食物可能会导致患者总体进食量减少，出现营养不良，而某种食物摄入太多则会导致营养失衡，最终都会影响到患者免疫系统的正常功能，反而不利于过敏性疾病的缓解。因此，为了保证营养，平衡膳食可能更加重要，各类营养素既要摄入充足，营养素之间还要比例适宜，这样才能维持身体的正常功能。

因此，过敏体质的人群在营养方面的需求与普通人群并没有太大差异，真正重要的是培养健康的饮食习惯、进行适当的锻炼、保持健康的体重和积极的心态。我们应该确保从日常饮食中摄取各种营养素，避免吃刺激性的食物，以减少对消化道或呼吸道的不良刺激，没必要特意大量补充某些食物。在食物的选择上，肉类、奶类、蛋类和奶制品都是优质蛋白质的良好来源，蔬菜和水果则富含膳食纤维、微量元素和维生素，特别是深色蔬菜，如胡萝卜、紫甘蓝和深绿色叶菜类等，这些都是非常健康的食物。此外，酸奶这样富含益生菌的食物可以帮助维持肠道菌群的平衡，在日常膳食中也可以适当摄入。

当然，每个人的身体都是独一无二的，某些别人并不过敏的食物成分，对自己来说反而有可能会诱发或加重过敏症状，因此是否要忌口应该因人而异。不同年龄段的人群常见过敏原可能不同，5岁以下的儿童，常见的食物过敏原是牛奶、鸡蛋、小麦、花生和大豆；5岁以上的儿童常见的食物过敏原为坚果、贝壳类和鱼类；而对于青少年和成人，食物过敏的情况较为少见，但有少数人会出现与花粉相关的食物过敏，例如与桦树花粉相关的食物过敏，如对苹果、芹菜、胡萝卜和榛果等食物过敏。而对于牛肉、羊肉等人们口中的"发物"，目前并没有科学研究表明它们与过敏性疾病有直接关系，因此可根据自身情况选择。

如果已经明确知道自己对某种食物过敏，或者进食某种食物后会加重过敏症状，可以避免摄入这种食物4～6周，观察身体的反应。如果并不确定，可以在医生的指导下进行食物激发试验，以明确哪些食物或食物成分会导致过敏症状加重，从而在以后的饮食中排除这些食物。但对于那些吃了之后没有产生明显不良反应，也没有让过敏症状加重的食物，建议正常摄入，不要过度避食，以免出现营养摄入不足。面对食物过敏，我们需要的是科学、理性和个体化的应对策略，而不是一味地忌口。

（宋怡 刘洋）

| 实用技巧 |

食物日记的记录

对过敏性疾病患者来说，有些食物可能会造成过敏症状的加重，因此在日常生活中需要回避这些食物。那么，如何知道哪些食物是需要回避的呢？这就需要食物日记来帮助我们。

食物日记是在进行食物回避试验时，患者或家属要像记日记一样，详尽地记录每一天的食物摄入情况，日记中要包含所有入口的食物，从主食到零食，从饮料到调味品，哪怕只是简单地尝了一口，也需要记录。除此之外，食物日记还应记录患者出现的各种症状，以及这些症状出现的具体时间和严重程度。食物日记同样适用于还处于母乳喂养阶段以及逐步开始添加辅食的婴儿，不仅需要记录婴儿的食物摄入情况，还要记录母亲的饮食。

有人可能会觉得记食物日记非常麻烦，实际上它不仅仅是一个简单的饮食记录，还可以帮助我们发现食物与过敏症状之间的因果关联。有时，一些不太显眼的食物可能会导致患者过敏症状加重，这些反应可能并不是立即出现，而是会滞后。通过对食物日记的分析，我们就可以发现这样一些隐藏的食物过敏原，从而将这些食物排除掉。对医生而言，如果患者有食物日记，医生也能很快了解该患者的情况，更好地制订治疗方案。

那么，食物日记具体要怎么记录呢？可以参考表12-1，使用纸质版或者手机记事本、备忘录、小程序等进行记录。在日记中要详细记录进食的日期、餐次、食物名称、进食量等信息，还要记录下是否出现腹泻、腹痛、呕吐、皮肤红斑、疱疹、呼吸困难、心率加快等症状，既往过敏症状是否较前加重，以及症状出现或加重的时间，同时用药情况也不能漏掉，因为某些药物可能会与食物产生冲突。

表12-1　食物日记举例

日期	餐次	食物名称	进食量	不良反应	出现时间	用药情况	其他
×年×月×日	午餐	青椒肉丝、米饭	青椒100 g、瘦猪肉50 g、菜籽油15 g、米饭50 g	无	无	无	无
×年×月×日	晚餐	番茄鸡蛋面条	番茄150 g、煎鸡蛋1个、面条50 g、大豆油10 g	皮疹变多，尤其是腿部。心率100～115次/分	吃完晚餐后1小时	无	无

（宋怡 刘洋）

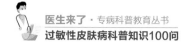
婴儿过敏性疾病的预防

0～1岁的婴儿，从出生后逐渐开始接触到许多新的物质，在这个阶段，消化系统是他们接触外部过敏原的主要途径。因此，食物是最常见的过敏原。在许多婴儿过敏性疾病的发生中，食物往往是"罪魁祸首"，所以婴儿的膳食管理显得尤为重要。

对于新手爸妈而言，了解和辨识哪些食物可能成为宝宝的过敏原非常重要。婴儿常见的食物过敏原包括牛奶、鸡蛋、大豆、小麦、花生、鱼、虾和坚果这八种食物。另外一些与桦树花粉相关的食物也可能会引起过敏，如苹果、芹菜、胡萝卜和榛果。这意味着，当父母开始为宝宝引入辅食时，需要特别注意这些食物。

除食物之外，我们所处的环境同样是婴儿接触外部过敏原的重要途径。例如，室内的尘螨、真菌、宠物的皮毛和皮屑、蟑螂、啮齿类动物等，甚至连室外环境中的花粉、霉菌和空气中的一些污染物等也可能成为过敏原。

为了保护宝宝，家长们需要做什么呢？

（1）处于孕期和哺乳期的妇女如何做？

首先需要明确的是，妇女在备孕和怀孕阶段，没有必要过度避食，因为这个时候，最重要的目标是保证胎儿的正常发育，所以要确保日常饮食含有丰富且均衡的营养素。如果因为担心过敏问题而过度限制饮食，反而会出现营养不足，让胎儿面临发育不良的风险。当然，妇女在备孕和怀孕过程中，某些不良生活习惯还是需要避免的。例如，妇女在备孕和怀孕过程中吸烟，可能会增加婴儿的过敏风险。因此，对于经常吸烟或处于被动吸烟环境中的妇女，应该尽早戒烟，并尽量避免接触二手烟和三手烟。家人最好也一起配合戒烟，或者在抽烟时避开妇女，共同营造无烟的环境。有研究表明孕晚期和哺乳期补充益生菌，可以降低婴儿发生湿疹的风险，补充鱼油可能对预防婴儿食物过敏也有帮助，因此，准妈妈可以考虑在饮食中适当增加益生菌和鱼油的摄入。

食物过敏原也有可能通过母乳传递给婴儿，如果婴儿的父母或兄弟姐妹有过敏性疾病史，那么这个婴儿可能属于高风险群体，对于这部分婴儿，哺乳期的妇女可以适当减少高过敏风险食物的摄入，例如牛奶、鸡蛋和花生等。

专家总结

对于孕期和哺乳期的妇女，食物选择是一个既要考虑营养又要权衡风险的事情，在面对食物过敏这一问题时，可以根据家族史、自身情况及医生建议做出合理的选择，为宝宝创造一个健康的成长环境。

（2）新手爸妈该怎么做？

首先，新手爸妈也需要食物日记，要记录好宝宝入口的所有食物。一旦确定宝宝对某种食物或其成分产生过敏反应，最直接的方法就是避免让宝宝摄入这种食物。当然，某些会出现过敏反应的食物也是营养丰富的食物，因此，随着宝宝年龄的增加，在身体逐步发育完善之后，可尝试口服脱敏疗法，逐步尝试添加这些食物。

其次，对于家中的环境，我们可以采取一系列的预防措施。比如定期开窗换气，促进空气流动；利用空调、加湿器或除湿器调节室内温度和湿度；保证家庭卫生，及时清洁家居用品，特别是床上用品，可以大大减少尘螨和其他室内过敏原。对于有宠物的家庭，需要增加清扫宠物皮屑或毛发的频率，尽可能不在宝宝的房间饲养宠物。对于室外的过敏原，尽管不能完全避免，但家长仍可以采取一些预防措施，如尽量减少宝宝在植物扬粉的季节进行户外活动，或者为宝宝戴上口罩和防护镜。此外，在家里使用空气净化器可以降低室内空气污染物的含量，降低宝宝过敏的风险。

（宋怡 刘洋）

| 实用技巧 |

预防宝宝食物过敏怎么吃

（1）奶类选择是关键

首先，对于那些还没有接触过外部过敏原的婴儿，早期饮食建议以乳制品为主。在婴儿出生后的前6个月，建议进行纯母乳喂养。母乳喂养不仅能够为婴儿提供最经济、最全面的营养，还有助于降低婴儿食物过敏的风险，增加抵抗力，避免很多疾病的发生，一举数得。如果在纯母乳喂养的情况下，宝宝还是出现了过敏症状，有可能是妈妈吃的食物中含有某些过敏原，这些过敏原通过母乳进入了婴儿的体内。这时通常不建议立即停止母乳喂养，而是先尝试调整妈妈的饮食，试着回避这种食物，持续2～4周的时间。其间如果宝宝的过敏症状明显减轻或消失，妈妈可以将这种回避食物又恢复到日常饮食中，如宝宝不再出现过敏症状，可以将这种食物纳入正常饮食，但如果加入这种回避食物后过敏症状再次出现，妈妈应该在哺乳期完全回避这种食物。需要注意的是，为了确保摄入足够的能量和营养素，妈妈在进行避食时，应该选择营养成分相似的食物进行替代，如对牛奶过敏，可用同样富含优质蛋白质的豆浆替代牛奶。

如果妈妈在饮食回避后仍然出现以下的情况：

①宝宝的过敏症状没有明显改善，且逐渐加重。

②宝宝出现生长迟缓和营养素缺乏的症状。

③妈妈因为回避多种食物而影响到自身健康。

④妈妈因为食物回避造成严重的心理负担。

这时可考虑暂停母乳喂养，询问医生的建议。可尝试使用适度水解蛋白配方奶粉、深度水解蛋白配方奶粉甚至氨基酸配方奶粉。水解蛋白配方奶粉是将普通牛奶中的蛋白质部分或全部水解成小颗粒的肽类或氨基酸类，便于消化吸收，也能减少过敏反应，但每个宝宝体质不同，效果因人而异。家长可以尝试使用上述奶粉1～3个月，待宝宝过敏症状缓解之后，从少量开始，缓慢过渡至普通配方奶粉或母乳，如果宝宝不能适应，还是建议继续使用之前的水解蛋白配方奶粉或氨基酸配方奶粉，等宝宝恢复一段时间后再尝试添加。对于轻度的牛奶过敏，不推荐长期给宝宝使用深度水解蛋白配方奶粉和氨基酸配方奶粉，避免影响生长发育。

（2）辅食添加有技巧

当宝宝生长发育到6个月后，母乳已经不能完全满足营养需求了，这时要开始逐步添加辅食了。这时宝宝的身体还没有发育完全，吃某些食物容易引起过敏反应，对一些食物也没法完全消化、吸收，因此辅食添加有一定的技巧——"从一种到多种、从少量到多量、从稀到稠、从细到粗"。在引入辅食时每次只引入一种新的食物，待婴儿适应这种食物后，再开始添加另一种食物，不然如果出现过敏反应，爸爸妈妈不知道是哪种食物引发的。喂辅食时建议先每天喂一次，并且量少，观察大约1周的时间，如果在这段时间内，宝宝没有出现任何过敏反应，那么这种食物就可以安心地加入到宝宝的日常饮食中，并逐渐增加次数和用量。但如果宝宝出现了过敏症状，建议回避该食物4～6周，然后再次尝试引入。如果症状再次出现，那么就建议长期回避该食物，还要注意不让宝宝摄入含有这种食物成分的其他食品。另外，适量补充功能明确的益生菌和益生元，可以帮助婴儿预防食物过敏。

（3）脱敏疗法试一试

随着宝宝年龄的增加，身体发育逐渐成熟，身体对过敏原的抵抗力会逐步增强，小时候过敏的食物可能在长大后就不会出现严重的过敏反应了。因此待宝宝年龄增加后，对一些营养价值较高、需要经常食用的食物，可尝试口服脱敏疗法，即从非常低的用量开始，让宝宝一点点尝试，观察维持一段时间后，逐步增加次数和用量。对于一些容易引起过敏的果蔬，如桃、李子、番茄等，可以先煮熟，再少量试食。很多食物中的过敏原经过加热煮沸后，会有一定程度的破坏，少量食用的话过敏反应可能会减弱。

（宋怡 刘洋）

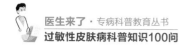

| 延伸阅读 |

食物过敏 ≠ 食物不耐受

在营养门诊中，我们经常会遇到患者将食物过敏与食物不耐受混淆，觉得食物过敏就是食物不耐受。从发病机制方面来说，食物过敏是我们的免疫系统对某种食物或食物成分产生的过度反应。当身体接触到这些食物时，它会误认为这是"敌人"，开始攻击，从而产生过敏症状。而食物不耐受与免疫系统的反应没有直接关系，它可能是因为身体缺乏消化某种食物的酶，或者对某种食物成分产生不良反应。例如，乳糖不耐受的人喝牛奶后会感到不适，是因为他们缺乏分解乳糖的酶。

从症状方面来说，食物过敏可以表现为急性症状，也可以表现为慢性症状的急性加重，往往在进食后数分钟到2小时出现症状，某些严重过敏反应可能威胁生命。而食物不耐受的症状往往出现得更为缓慢，可能在进食后30分钟左右出现，也有可能在48小时之后才出现，症状轻重不一。但食物过敏和食物不耐受都可能影响消化、皮肤、呼吸、心血管等器官和系统，症状也缺乏特异性，确实不容易区分。

从饮食管理方面来说，如果是食物过敏，最好的办法是避免摄入导致过敏的食物和食物成分，可以根据饮

食习惯选择营养成分相近的食物进行替代。而对于食物
不耐受，可以考虑减少或适当避免摄入导致不适的食物
和食物成分，也可以尝试补充相关的消化酶。对于食物
不耐受的人群，还可以选择饮食轮替的方法进行治疗，
具体方法为：通过检测将食物分为忌食（+2和+3级）、
轮替食用（+1级）和安全食用（0级）三类。进行轮替食
用的食物一般需要在引入后观察4天（作为一个周期），
对于轻度不耐受食物可以每4天轮替进食一次；对于中度
不耐受食物，应将相应食物从饮食中剔除6个月后再进行
轮替。注意在饮食轮替的过程中，每次只添加1种不耐受
的食物，逐一将不耐受食物重新纳入饮食。如果在轮替
过程中没有出现不耐受的相关症状，则说明这种食物可
以重新食用，反之则需停食或忌食。

（宋怡 刘洋）

过敏性疾病发作期间的饮食原则

❖ 在使用大剂量糖皮质激素类药物后血糖升高

在过敏性疾病发作期间，为了控制疾病的发生发展，很多时
候都会使用大剂量糖皮质激素类药物，患者容易出现血糖高、钙

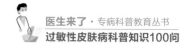

及维生素D缺乏等问题。如果出现血糖升高，这时无论患者既往有没有糖尿病病史，都建议按照糖尿病饮食原则来进食，选用低升糖指数和低血糖负荷的食物。

饮食原则：

①主食要以掺小米、黑米、荞麦、燕麦等粗杂粮的米饭为主，粗杂粮占一半即可，另一半为普通大米。面食、稀饭对血糖影响大，因此要少吃。但如果同时还存在咽喉溃疡疼痛，无法进食固体食物，为保证营养，可适当食用稀饭，并搭配糖尿病型肠内营养制剂。

②蔬菜可以选择叶菜类、菌藻类、瓜茄类、十字花科蔬菜等，如四季豆、莴笋、花菜、芹菜、黄瓜、茄子、生菜等。由于根茎类蔬菜和薯类淀粉含量较高，但也含有较多的钾和维生素，因此这些食物可以适当吃，但要同时减少主食的进食量。

③每天要保证优质蛋白质的摄入量，但要限制脂肪摄入量，因此最好选择低脂肪高蛋白的鱼虾、去皮禽肉和瘦畜肉，少吃肥肉、动物内脏和加工肉类。

④在血糖控制较为稳定的情况下，可以适当食用水果，因为水果中含有丰富的维生素、矿物质和植物化学物，有利于疾病的恢复。水果最好选择低糖分的猕猴桃、蓝莓、苹果、草莓、李子、柚子等，每天不超过200 g。

⑤烹调油尽量选用橄榄油、玉米油、菜籽油等含不饱和脂肪酸较多的植物油，少选择饱和脂肪含量高的动物油。烹调方式也

要注意，应该少油、少盐，如选择清蒸、凉拌、炖煮等方式，既能保存更多的营养物质，也能很好地控制能量、稳定血糖。

⑥为了避免糖分摄入超标，要控制添加糖的摄入，不喝含糖饮料，少吃高油、高糖、高能量的加工零食、饼干、蛋糕、糕点、奶茶等食物。吃饭速度不宜过快，要细嚼慢咽，并且养成先吃菜、再吃肉、最后吃主食的进餐顺序，不喝油腻的菜汤。

⑦如果出现钙、维生素D缺乏的情况，根据病情综合判断是否需要额外补充钙片及维生素D片。饮食上可多进食含钙丰富且钙吸收率较高的食物，如奶类、虾皮等。比如，每100 g牛奶中含钙100～120 mg，虽然不是含钙最多的食物，但钙的吸收率却远远高于其他食物，是钙的良好来源；而芹菜虽然含钙量高（每100 g中含钙160 mg），但因草酸、植酸的存在，钙的吸收率很低，并不是理想的补钙佳品。而维生素D含量丰富的食物不多，一般通过多进行户外活动，在光照条件下由皮肤合成维生素D，但由于过敏性疾病患者多有皮损，影响维生素D合成，所以可以额外补充一些维生素D制剂。

合理均衡的饮食对于有过敏性疾病的患者至关重要：不仅可以满足身体在疾病时期的营养需求，还能帮助身体更好地应对药物的副作用。糖尿病饮食一日食谱举例见表12-2。

表12-2　糖尿病饮食一日食谱举例

餐次	食品	原料
早餐	煮鸡蛋	鸡蛋1个
	煮玉米	玉米半根
	豆浆	黄豆25 g、少量花生、水250 ml
午餐	薏仁饭	薏仁、稻米各37.5 g，水适量
	凉拌菜心	菜心150 g
	清蒸鲈鱼	鲈鱼150 g
	烹调油	大豆油5 g
午加餐	苹果	苹果200 g
晚餐	藜麦玉米饭	稻米，少量藜麦、玉米，共75 g，水适量
	香菇烩青菜	香菇50 g、上海青100 g
	冬瓜丸子汤	瘦猪肉100 g、冬瓜100 g
	烹调油	玉米油10 g

注：食谱中所有重量为生重，用量需根据患者情况酌情调整；不含调味品。

（宋怡　刘洋）

❖ 出现口腔溃疡，咽喉疼痛，无法进食

在过敏性疾病发作时，有可能会出现皮肤黏膜糜烂。一旦溃疡出现在口腔及咽喉处，进食时伤口被食物摩擦，会出现疼痛不适，很多患者便会产生恐惧心理，不愿进食。进食量一旦减少，营养需求得不到满足，又会使得溃疡迟迟无法愈合，形成"恶性循环"。所以，我们要尽量让患者少食多餐，每天6~8餐，每次进食"量力而行"，只要能够吃，不管吃多少，都可以为身体输送一些营养物质，促进溃疡的愈合和减轻疼痛。溃疡愈合得快，自然进食量也会逐步增加，"恶性循环"转变为"良性循环"。这时家属的陪伴非常重要，要多鼓励患者进食合适的食物。

这时患者能进食的食物比较特殊，要以半流质或流质饮食为主：稀饭、牛奶、酸奶、蒸蛋、豆浆、嫩豆腐、米糊、芝麻糊、肉泥等都是不错的选择。但是这些食物质地不够精细，依然会对伤口造成刺激，而且也容易残留，种类也比较单一，不能充分满足患者的营养需求，因此，有条件的可以自己制作匀浆膳。匀浆膳的制作比较简单，只需要将各种食材放入破壁机中料理即可，做出的成品颗粒更小，患者也容易吞咽。食材的选择要尽量丰富，要包含大米、杂粮等主食，提供维生素和矿物质的蔬菜，富含优质蛋白质、利于伤口恢复的禽畜肉、蛋、鱼、虾等动物性食物。特别需要注意的是，为了避免对溃疡创面造成刺激，食材中坚韧、不易捣碎、尖硬的部分要先去除掉，例如皮、骨、刺、核等，刺激性食材也要少用。另外，食物尽量放凉一点再入口，不然过高的温度会让患者感觉不适。

由于匀浆膳的能量密度较低，为了避免能量和营养素摄入不足，可以在三餐之外补充高能量、高蛋白的肠内营养制剂2~3次，更利于患者的恢复。肠内营养制剂最好使用营养素比较全面的全营养素制剂，由于营养物质可通过溃疡创面丢失，患者普遍存在蛋白质营养不良，因此在营养制剂中可添加适量的蛋白粉，有条件的最好由营养师根据个体情况配制。在口腔黏膜逐步恢复、疼痛症状减轻后，就可逐步过渡到软食和普通膳食了。流质、半流质饮食一日食谱举例见表12-3。

表12-3　流质、半流质饮食一日食谱举例

餐次	食品	原料
早餐	牛奶	牛奶150 ml
	杂粮糊	大米、小米、黑米等适量，水100 ml
早加餐	肠内营养制剂	全营养素+蛋白粉适量，水200 ml
午餐	匀浆膳	山药、里脊肉、菠菜、鸡蛋适量，水300 ml
午加餐	肠内营养制剂	全营养素+蛋白粉适量，水200 ml
晚餐	稠粥	大米适量，水100 ml
	鱼肉豆腐	内酯豆腐100 g、少量鱼肉末
晚加餐	肠内营养制剂	全营养素+蛋白粉适量，水200 ml

注：具体用量可根据患者情况酌情调整；不含调味品。

（宋怡 刘洋）

参考文献

[1] BIEBER T. Atopic dermatitis[J]. Ann Dermatol, 2010, 22（2）: 125-137.

[2] BOGUNIEWICZ M, lEUNG D Y. Atopic dermatitis: a disease of altered skin barrier and immune dysregulation[J]. Immunol Rev, 2011, 242（1）: 233-246.

[3] BUTLER D C, HELLER M M, MURASE J E. Safety of dermatologic medications in pregnancy and lactation: Part Ⅰ. Pregnancy[J]. J Am Acad Dermatol, 2014, 70（3）: 401-415.

[4] DOWD M D. Treatment and Prevention of Pediatric Sunburn[J]. Pediatr Ann, 2019, 48（6）: e213-e214.

[5] EICHENFIELD L F, TOM W L, CHAMLIN S L, et al. Guidelines of care for the management of atopic dermatitis: section 1. Diagnosis and assessment of atopic dermatitis[J]. J Am Acad Dermatol, 2014, 70（2）: 338-351.

[6] FONACIER L, BERNSTEIN D I, PACHECO K, et al. Contact Dermatitis: A Practice Parameter-Update 2015[J]. J Allergy Clin Immunol Pract, 2015, 3（Suppl 3）: S1-S39.

[7] HOARE C, Li W P A, WILLIAMS H. Systematic review of treatments for atopic eczema[J]. Health Technol Assess, 2000, 4（37）: 1-191.

[8] ICHERER S H, SAMPSON H A. Food allergy: A review and update on epidemiology, pathogenesis, diagnosis, prevention, and management[J].

J Allergy Clin Immunol, 2018, 141（1）：41-58.

[9] KIM W B, SHELLEY A J, NOVICE K, et al. Drug-induced phototoxicity: A systematic review[J]. J Am Acad Dermatol, 2018, 79（6）：1069-1075.

[10] MCNEIL M M, DESTEFANO F. Vaccine-associated hypersensitivity[J]. J Allergy Clin Immunol, 2018, 141（2）：463-472.

[11] NEERVEN R J J V, SAVELKOUL H. Nutrition and Allergic Diseases[J]. Nutrients, 2017, 9（7）：762.

[12] NUTTEN S. Atopic dermatitis: global epidemiology and risk factors[J]. Ann Nutr Metab, 2015, 66（Suppl 1）：8-16.

[13] PALMER C N, IRVINE A D, TERRON-KWIATKOWSKI A, et al. Common loss-of-function variants of the epidermal barrier protein filaggrin are a major predisposing factor for atopic dermatitis[J]. Nat Genet, 2006, 38（4）：441-446.

[14] PATERNOSTER L, STANDL M, CHEN C M, et al. Meta-analysis of genome-wide association studies identifies three new risk loci for atopic dermatitis[J]. Nat Genet, 2011, 44（2）：187-192.

[15] SIDBURY R, DAVIS D M, COHEN D E, et al. Guidelines of care for the management of atopic dermatitis: section 3. Management and treatment with phototherapy and systemic agents[J]. J Am Acad Dermatol, 2014, 71（2）：327-349.

[16] WEIDINGER S, NOVAK N. Atopic dermatitis[J]. Lancet, 2016, 387（10023）：1109-1122.

[17] 白晓云. 婴儿湿疹临床表现与治疗的相关研究进展[J]. 广东化工, 2019, 46（20）：67-69.

[18] 北京医学会过敏变态反应学分会. 过敏性疾病诊治和预防专家

共识（Ⅱ）[J]. 中华预防医学杂志, 2022, 56（11）: 1527–1539.

[19] 陈邦涛, 郝飞. 接触性皮炎的流行病学[J]. 皮肤科学通报, 2020, 37（2）: 150–157.

[20] 陈红清, 陈志强, 岳晓玉. 202例药疹住院病例临床特征分析[J]. 中华皮肤科杂志, 1999, 32（2）: 130.

[21] 陈同辛. 婴幼儿牛奶蛋白过敏国内外指南解读: 更好地识别、诊断和治疗[J]. 临床儿科杂志, 2018, 36（10）: 805–808.

[22] 葛可佑. 中国营养科学全书[M]. 北京: 人民卫生出版社, 2004.

[23] 韩伟娜, 赵梅, 侯筱宇, 等. 化妆品中过敏原成分研究概况[J]. 日用化妆品科学, 2023, 46（1）: 46–53.

[24] 汉瑞娟, 李娟, 朱鑫华, 等. 高原日光性皮炎防护研究进展[J]. 解放军护理杂志, 2016, 33（17）: 45–46.

[25] 郝飞. 更新观点, 全面提升对接触性皮炎的认识[J]. 皮肤科学通报, 2020, 37（2）: 1–2.

[26] 何黎, 郑捷, 马慧群, 等. 中国敏感性皮肤诊治专家共识[J]. 中国皮肤性病学杂志, 2017, 31（1）: 1–4.

[27] 季婧敏. 婴儿湿疹预防与治疗的研究新进展[J]. 黑龙江医学, 2015, 39（12）: 1388–1391.

[28] 晋黎, 胡思源, 蔡秋晗, 等. 儿童湿疹/特应性皮炎药物临床试验评价指标的研究进展[J]. 现代药物与临床, 2022, 37（4）: 888–895.

[29] 李领娥. 化妆品皮炎离你有多远[J]. 中医健康养生, 2015, 12: 64–65.

[30] 梁建梅. 中成药所致药疹162例临床分析[J]. 中国中西医结合杂志, 2007, 27（7）: 665–666, 668.

[31] 刘丹, 李丽君, 罗芳. 面部化妆品接触性皮炎的治疗及护理[J]. 中国美容医学, 2014, 23（7）: 579–581.

[32] 柳亚男, 李中原, 王宇, 等. 哺乳期母亲饮食管理对婴儿湿疹的防治作用及其机制研究[J]. 中国全科医学, 2019, 22（34）: 4234–4239.

[33] 吕静, 江阳, 刘娟娟, 等. 化妆品皮肤不良反应发生机制综述[J]. 临床皮肤科杂志, 2023, 52（4）: 240–243.

[34] 吕婷, 王宏伟. 老年特应性皮炎的认识和管理[J]. 中国皮肤性病学杂志, 2019, 33（8）: 949–954.

[35] 平贯芳, 程赛, 熊万成, 等. 132例化妆品皮肤不良反应患者的临床特征[J]. 中华医学美学美容杂志, 2023, 29（2）: 138–141.

[36] 秦桂芳, 张蓓, 伍琴, 等. 浅谈化妆品皮炎的护理[J]. 中国美容医学, 2010, 19（增刊2）: 312–313.

[37] 孙晓慧. 食物不耐受与人体疾病相关性的研究[J]. 医学综述, 2006, 12（20）: 1266–1268.

[38] 孙长颢. 营养与食品卫生学[M]. 6版. 北京: 人民卫生出版社, 2007.

[39] 王力勤. 浅谈湿疹的治疗和护理[J]. 中国保健营养, 2012, 22（22）: 5315.

[40] 王朋敏, 王鑫, 谢辉, 等. 植物日光性皮炎一例[J]. 中国麻风皮肤病杂志, 2021, 37（5）: 310–312.

[41] 王清玉, 焦彬, 王华. 颜面再发性皮炎的发病机制、诊断及治疗研究进展[J]. 武警医学, 2022, 33（12）: 1080–1083.

[42] 王莎, 邓抒琴, 喻云, 等. 重庆地区193例化妆品变应性接触性皮炎患者斑贴试验结果分析[J]. 皮肤性病诊疗学杂志, 2020, 27（6）: 423–426.

[43] 王文明, 晋红中. 接触性皮炎的诊断与鉴别诊断[J]. 皮肤科学通报, 2020, 37（2）: 233–236.

[44] 王一宇, 马彦云, 冯雪娇, 等. 空军特色医学中心2009—2019年化妆品不良反应回顾性分析[J]. 临床皮肤科杂志, 2022, 51（8）：462-464.

[45] 吴艳, 朱学骏. 与美容相关常见皮肤病的防治 第3讲 虫咬皮炎的防治[J]. 中国临床医生, 2002, 30（9）：16-17.

[46] 徐丛剑, 康玉. 妇产科常见病用药 第2讲 女性外阴糜烂与湿疹[J]. 中国临床医生, 2003, 31（7）：48-49.

[47] 徐刚, 余开梅, 刘美琳, 等. 化妆品皮肤损伤989例分析[J]. 中华医学美学美容杂志, 2003, 9（2）：90-92.

[48] 鄢宇婷, 马鑫, 黄美佳, 等. 营养素缓解婴幼儿食物过敏的研究现状[J]. 中国食品学报, 2022, 22（9）：335-348.

[49] 颜红炜, 张丽, 苏兰若. 105例重症药疹病人的护理[J]. 中华护理杂志, 2005, 40（2）：108-109.

[50] 杨国亮, 王侠生. 现代皮肤病学[M]. 上海：上海医科大学出版社, 1996.

[51] 中华医学会, 中华医学会杂志社, 中华医学会皮肤性病学分会, 等. 日晒伤基层诊疗指南（2023年）[J]. 中华全科医师杂志, 2023, 22（4）：348-352.

[52] 袁李梅, 邓丹琪. 妊娠与荨麻疹[J]. 中国医学文摘（皮肤科学）, 2016, 33（5）：614-616.

[53] 詹炜, 唐先发, 杨森. 激素依赖性皮炎研究进展[J]. 中国中西医结合皮肤性病学杂志, 2017, 16（4）：370-372.

[54] 张建波. 中西医结合治疗面部化妆品变应性接触性皮炎的临床观察[D]. 沈阳：辽宁中医药大学, 2008.

[55] 张建中. 糖皮质激素的分类及其在皮肤科的应用[J]. 中国医学文

摘（皮肤科学），2015, 32（3）: 241-247.

[56] 张静. 去甲肾上腺素和IL-18在急性应激影响小鼠接触性皮炎中的作用机制研究[D]. 长沙: 中南大学, 2009.

[57] 张翔凤, 李月梅. 化妆品皮肤病106例临床分析[J]. 中国美容医学, 2004, 13（2）: 161.

[58] 张学军. 皮肤性病学[M]. 8版. 北京: 人民卫生出版社, 2013.

[59] 张永东. 浅析虫咬皮炎临床表现与防治[J]. 心理医生, 2018, 24（32）: 83.

[60] 赵辨. 中国临床皮肤病学[M]. 南京: 江苏科学技术出版社, 2009.

[61] 折雪, 白莉. 275例变态反应性皮肤病患者血清总IgE和特异性IgE抗体检测分析[J]. 国际医药卫生导报, 2014, 20（9）: 1242-1245.

[62] 中国医师协会皮肤科分会美容专业组. 激素依赖性皮炎诊治指南[J]. 临床皮肤科杂志, 2009, 38（8）: 549-550.

[63] 中国医师协会皮肤科医师分会皮肤美容事业发展工作委员会. 皮肤防晒专家共识（2017）[J]. 中华皮肤科杂志, 2017, 50（5）: 316-320.

[64] 中国医师协会皮肤科医师分会皮肤美容事业发展工作委员会. 中国皮肤清洁指南[J]. 中华皮肤科杂志, 2016, 49（8）: 537-540.

[65] 中国医学装备协会皮肤病与皮肤美容分会护肤品和护肤材料学组, 中华医学会医学美学与美容学分会激光美容学组, 中华预防医学会皮肤性病学分会, 等. 化妆品皮肤不良反应诊疗指南[J]. 中华皮肤科杂志, 2018, 51（11）: 783-786.

[66] 中华医学会儿科学分会免疫学组,《中华儿科杂志》编辑委员会, 王晓川. 婴儿过敏性疾病预防、诊断和治疗专家共识[J]. 中华儿科杂志, 2009, 47（11）: 835-838.

[67] 中华医学会皮肤性病学分会, 中国医师协会皮肤科医师分会. 慢性自发性荨麻疹达标治疗专家共识（2023）[J]. 中华皮肤科杂志, 2023, 56（6）: 489–495.

[68] 中华医学会皮肤性病学分会免疫学组, 特应性皮炎协作研究中心. 中国特应性皮炎诊疗指南（2020版）[J]. 中华皮肤科杂志, 2020, 53（2）: 81–88.

[69] 中华医学会皮肤性病学分会免疫学组. 中国荨麻疹诊疗指南（2014版）[J]. 中华皮肤科杂志, 2014, 47（7）: 514–516.

[70] 中华医学会皮肤性病学分会荨麻疹研究中心. 中国荨麻疹诊疗指南（2018版）[J]. 中华皮肤科杂志, 2019, 52（1）: 1–5.

[71] 中华医学会皮肤性病学分会荨麻疹研究中心. 中国荨麻疹诊疗指南（2022版）[J]. 中华皮肤科杂志, 2022, 55（12）: 1041–1049.

[72] 中华医学会医学美容与美容学分会皮肤美容学组. 修复皮肤屏障功能的专家共识[J]. 中华医学美学美容杂志, 2022, 28（1）: 1–4.

[73] 周沂. 接触性皮炎的预防及处理[J]. 幸福家庭, 2020, 10: 95.

[74] 朱国兴, 陆春. 变应性接触性皮炎的免疫调节、评估和干预新进展[J]. 国际免疫学杂志, 2006, 29（2）: 85–89.

[75] 邹荟, 何黎, 杨成, 等. 面部痤疮、湿疹、黄褐斑及日光皮炎皮肤屏障功能评价及其临床意义[J]. 中华皮肤科杂志, 2013, 46（1）: 29–32.

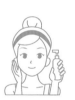